운동하면 행복해집니다.
당신도 그 행복, 누려보시기를...

어차피
운동하라고 해도
안할 너에게

초판 1쇄 인쇄 2024년 5월 20일
초판 1쇄 발행 2024년 5월 28일

지은이   박홍균

펴낸이   강기원
펴낸곳   도서출판 이비컴

표 지   디자인 봄
일러스트 배민경
마케팅   박선왜

주 소   서울시 동대문구 고산자로 34길 70, 431호
전 화   02-2254-0658 팩 스 02-2254-0634
등록번호 제6-0596호(2002.4.9)
전자우편 bookbee@naver.com
ISBN   978-89-6245-224-2   03510

30대였던 내가 묻고, 60대인 내가 답하는 운동·건강·행복

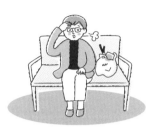

어차피
운동하라고 해도
안할 너에게

박홍균 지음

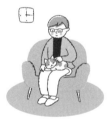

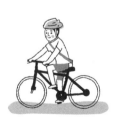

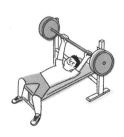

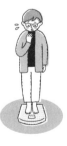

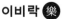

이비락 樂

새로운 밀레니엄이 시작되는 2000년 1월 1일, 첫 출근 전날 저는 회사 동료 모두에게 메일을 보냈습니다. 메일 내용은 이러했습니다.

"직원 여러분, 안녕하십니까?
새해 벽두에 이런 이야기를 해서 정말 죄송합니다. 하지만, 저는 오늘부로 회사를 사직하려고 합니다. 그것은 저의 건강상의 이유 때문입니다. 저는 지금 위염과 과민성 대장 증후군은 물론 치주염, 만성 비염, 전립선염, 복부 비만, 지방간, 고혈압, 고지혈증, 만성 피곤증, 허리 디스크, 위산 역류 증상, 불면증, 계절성 우울증 등으로 정상적인 회사 생활하기가 어려운 상태에 놓였습니다.
(......)
2000년 1월 1일 박홍균 올림"

당시 제 나이 44살. 한참 회사 생활에 열심을 낼 때였습니다. 이런 때 건강상의 이유로 사표를 쓰리라고는 상상조차 못 했습니다. 사실 위에 열거한 병을 곁에서 보면, 건강에 별문제 없는 것처럼 보일 수 있습니다. 하지만 실제로 겪어 보지 않은 사람은 그 고통을 알 수 없습니다.

문제의 시작은 20대부터입니다. 학교를 졸업하고 한 회사에 입사하여 전산실에 들어갔습니다. 전산실에서 제가 하는 일은 하루 종일 컴퓨터 앞에 앉아 프로그램을 만드는 일이었습니다. 프로그래머는 지금도 마찬가지지만, 항상 일이 많아 밤 12시 전에 퇴근한 적이 거의 없었습니다. 제가 20대 때는 180cm의 키에 63kg의 몸무게로 키에 비해 몸무게가 작아 마른 편이었습니다.

스물아홉 살 때 강북 삼성병원(당시 고려병원)에서 난생처음 종합건강검진을 받았는데, 그때 의사 선생이 말씀하시길 마른 비만이니까 채소 위주로 음식 먹기를 권했습니다.

당시 저는 '마른 비만'이라는 말을 듣고, 속으로 "무슨 말도 안 되는 소리를 하는지. 마른 것과 비만은 반대되는 이야기인 데다, 키 180cm에 몸무게 63kg인 내가 비만이라니..." 하면서 매우 당황스러웠습니다. 그래서 의사 선생에게 물었습니다.

"도대체 마른 비만이 뭔가요?"
"마른 비만이란, 몸 전체 비만이 아니고, 복부에 있는 내장 주변에만 지방이 많이 쌓여 생기는 비만이며, 흔히 복부 비만이라고 합니다."

지금은 '복부 비만'이라는 단어가 친숙하지만, 1980년대에는 마른 비만이나 복부 비만이라는 단어 자체가 매우 생소했습니다. 내가 위에서 언급한 모든 병의 근원이 바로 복부 비만에서 출발하였지만, 당시에는 이렇게 되리라고 상상도 못 했습니다.

이후 30대에는 몸무게가 70kg으로, 40대에는 76kg까지 늘어났습니다. 몸무게에 비례하여, 종합검진 결과지에는 병명이 하나씩 추가되었습니다. 하지만 저를 비롯한 누구도 키 180cm에 몸무게 76kg인 제가 비만이라고 생각하지 않았습니다.

사실 회사 생활이라는 것이 정신노동이고, 정신노동이라는 자체가 스트레스입니다. 우연히 알게 된 사실이지만, 2000년 당시 제가 다녔던 회사에는 직원이 총 40명이었는데, 건강 검진 결과 40명 모두가 위염이었습니다. 그래서 내가 의사 선생에게 물어보았습니다.

"어떻게 회사 직원 대부분이 위염을 앓을 수 있습니까?"

의사 선생의 답변은 이랬습니다.

"정신노동 하는 사람은 대부분 스트레스를 받는데, 스트레스를 받으면 대부분 위염에 시달립니다. 따라서 당신네 회사 직원만 특별한 것이 아니라, 대한민국 사무직 노동자는 대부분 위염에 노출되어 있다고 보시면 됩니다."

저는 항상 일을 즐겼기 때문에, 일 때문에 스트레스를 받은 적이 거의 없습니다. '즐겁게 먹으면 칼로리 제로'라는 말처럼, '즐겁게 일하면 스트레스 제로'라는 말을 믿었습니다. 하지만 어떤 음식이든 칼로리 제로는 없듯이, 직업으로 하는 어떤 정신노동도 스트레스 제로는 없습니다. 컴퓨터 프로그램을 만들면, 완성되었을 때의 희열 때문에, 만드는 과정에 받은 스트레스는 무시된 것뿐입니다. 예를 들어, 통쾌한 복수를 주제로 한 영화를 볼 때, 영화관을 나올 때는 주인공의 통쾌한 복수에 즐거운 마음으로 나옵니다만, 영화 전반부에 악당이 주인공의 가족이나 친구들을 살해하는 잔인한 장면을 볼 때는 스트레스를 받습니다.

인간이나 동물이나 스트레스받으면, 음식을 더 많이 먹어 몸 안에 지방을 비축하여 불안한 미래에 대비하려는 습성이 있습니다. 결국 대한민국에서 정신노동 하는 사람 대부분이 위염뿐만 아니라 비만 혹은 복부 비만 환자라고 해도 과언이 아닙니다. 실제 우리나라 국민 3명 중 1명은 비만이고 30대 남성의 비만율이 절반을 넘었다고 합니다. 아울러 성인 비만율이 지속해서 상승하고 있다고 보고합니다.(2022년 질병관리청 통계)

위에서 언급한 위염, 장염, 치주염, 비염, 전립선염 등 모든 염증은 대부분 비만에서 탄생합니다. 전문의에 따르면, 비만은 만성 염증 상태 그 자체라고 합니다. 이런 염증은 삶의 질을 떨어뜨립니다. 가령, 치주염은 본인은 모르지만 입에서 엄청난 악취를 풍겨, 다른 사람과 가까이서 대화하기가 꺼려집니다. 위염이나 장염, 관절염, 비염 등은 다른 사람에게는 피해를 주지 않지만, 본인은 생활하는 데 많은 불편을 겪습니다. 이런 여러 가지 중에서 제가 겪은 가장 힘든 것은 과민성 대장 증후군이었습니다.

거의 매일 설사를 하는데 병원에 가면 별일이 없다고 하면서, 스트레스를 널 받으면 된다고 힙니다. 위염과 마찬가지로, 스트레스를 받으면 걸린다는 과민성 대장 증후군은 안 걸려 본 사람은 절대로 그 고통을 알지 못합니다.

고속버스를 타고 가다가, 갑자기 "아, 갑자기 배가 아프면 어떻게 하지? 여긴 화장실도 없는데..."라고 생각하는 순간, 식은땀 나고 배가 아파옵니다. 만약 이런 생각을 안 하면, 배가 아프지 않은데, 생각하는 순간부터 배가 아파오기 시작하는 겁니다. 그래서 도중에 기사님에게 애걸해서 버스를 세운 적도 있습니다. 저는 그때의 트라우마 때문에 지금도 고속버스를 절대 타지 않습니다. 과민성 대장 증후군이 심해지면, 술이나 커피, 매운 음식, 새로운 음식 등을 먹으면 배가 아파오고, 조금만 과식해도 배가 아팠으며 회식 날에는 어김없이 배가 아파옵니다.

2000년 1월 1일, 사직 메일 사건이 있고 난 뒤, 회사에서는 3개월 유급 휴가 후 복직하라고 했지만, 3개월 후에도 별 차도가 없어서 급여를 줄이는 대신, 출퇴근이 자유롭게 회사에 다닐 수 있게 해 주었습니다. 이후, 지금까지도 그런 상태로 회사에 다니고 있습니다. 이렇게 회사에 다니면서 건강을 찾으려고 여러 가지 노력을 해보았습니다.

예를 들어, 병원에서는 과민성 대장 증후군을 치료할 수 있는 약이 없다고 해서, 한방치료도 해보았지만 여전히 낫지 않았습니다. 대장염은 비만과 깊은 관련이 있기 때문에 비만을 없애려고, 다이어트도 여러 번 해보았지만 식탐으로 인해 모두 실패하였습니다.

그러던 중 2016년 11월 어느 날, TV에서 '저탄고지'라는 다이어트를 소개하는 프로그램을 보게 되었습니다. '탄수화물을 적게 먹는 대신 지방이나 단백질 음식은 마음대로 먹어라.'는 것이었습니다. 평소 고기나 치즈 등을 즐겨 먹는 터라, 굶지 않고 마음대로 먹을 수 있는 다이어트라면 얼마든지 할 수 있을 거로 생각하고 한번 해보았습니다. 그런데 거짓말 같이 한 달 만에 6kg이나 빠졌습니다. 저탄고지 다이어트로 6kg을 빼고 나니 모든 것이 달라졌습니다. 위에서 열거한 자잘한 병들이 조금씩 나아지기 시작한 것입니다.

그렇게 두 달을 보내고, 2017년 1월이 되었습니다. 제가 환갑이 되는 해였습니다. 이때 제가 그동안 살아온 인생을 송두리째 바꾸어 놓은 사건이 생겼습니다. 대학 다니던 딸이 운동을 위해

'음악 줄넘기'를 하고 싶은데, 저와 같이 줄넘기 학원에 등록하여 함께 다니면 좋겠다는 것입니다. 사실 딸도 저를 닮아 운동을 무척 싫어했습니다. 그래서 저와 함께 다니면 딸이 줄넘기를 꾸준히 하지 않을까 해서 흔쾌히 수락했습니다. 음악 줄넘기는 경쾌한 음악을 틀어 놓고, 음악에 맞추어 여러 가지 동작으로 줄넘기를 하는 것입니다.

첫날, 줄넘기를 하는데 오른발 종아리에 근육이 끊어졌는지, 집에 올 때 절룩거리면서 왔던 기억이 있습니다. 이런 우여곡절을 견디면서 한 달을 다녔는데 몸에 변화가 오기 시작했습니다. 가장 큰 변화는 심폐 기능이었습니다. 예를 들어, 건널목을 건너다가 신호등이 빨간불로 바뀌어 뛰어가면, 심장이 뛰고 숨이 차서 거의 죽을 것 같은 고통을 느꼈습니다. 그런데 줄넘기한 지 한 달 만에 이런 고통이 완전히 사라졌던 것입니다.

특히 밤에 잠을 자면 3~4번은 깨었는데, 깨는 횟수가 점차 줄어들어 한 번도 깨지 않고 잠드는 경우가 많아졌습니다. 잠을 충분히 자고 나니 짜증이 나거나 초조한 마음도 사라졌습니다. 밥을 조금만 많이 먹어도 소화가 안 되어 소화제를 먹었는데, 이제는 소화력도 좋아졌습니다. 혈압도 정상으로 내려왔고, 평소 맥박수가 70~80번이었던 것도 60번 후반대로 떨어졌습니다. 척추 관절 사이의 디스크가 눌리면서 아팠던 허리 디스크도 나았습니다. 척추 관절 주변의 근육이 많아지면서, 디스크를 누르는 힘을 분산시켜 주기 때문입니다. 가장 눈에 띄는 변화는 역시 과민성 대장 증후군입니다. 저탄고지 다이어트를 하면서 조금씩 사라졌던 설사도 운동을 하면서 완전히 사라졌습니다.

사실 육체적 변화보다도 더 큰 변화는, 정신적인 변화라고 생각합니다. 먼저, 체력이 좋아지니까 무엇이라도 할 수 있다는 느낌이 든 것입니다. 예전 같으면 움직이기가 싫어 밖에 나가는 것조차 싫었는데, 이제는 아무거라도 할 수 있다는 자신감이 드는 것입니다. 또한, 운동하면 스트레스가 사라집니다. 위염이나 과민성 대장 증후군과 마찬가지로 우울증, 불안감, 절망감 등은 모두 스트레스 때문에 오는 질병입니다.

그런데 운동을 하면서 이런 병이 모두 사라졌습니다. 병원에 가면 의사들은 "스트레스 때문이니까, 스트레스를 받지 말라."고 이야기합니다. 그런데 스트레스는, 내가 받겠다고 해서 받고, 받기 싫다고 해서 안 받을 수 있는 게 아니잖아요. 정말, 이런 이야기를 하는 의사를 보면 뒤통수를 한 대 때려주고 싶습니다. 제가 그 의사 선생이라면 "규칙적으로 운동을 하거나 많이 움직여라."고 이야기해 줄 겁니다. 그리고 하나 덧붙이겠습니다.

"운동하기 싫으면, 그냥 지금처럼 불면증, 우울증, 불안감, 절망감에 시달리며 남은 인생을 불행하게 사시든가요."

말투가 좀 인정머리 없어 보이지만, 저는 훨씬 마음에 와닿습니다. 운동해서 건강하고 행복하게 살 것인지, 아니면 운동하지 않고 불행하게 살 것인지는 결국 본인이 선택해야 합니다.

이후, 6개월간 줄넘기 학원에 다닌 후, 2017년 7월부터 헬스장으로 바꾸었고, 2020년 3월부터는 코로나19로 인해 헬스장이 폐쇄되면서 매일 아침 30분씩 달립니다. 아마도 죽을 때까지, 밥은 매일 안 먹을 수 있을지 몰라도, 운동은 매일 할 거라고 확신합니다.

물론 제가 지금부터 하는 이야기는 아주 특별한 이야기는 아니고, 의사나 책, 혹은 건강 TV 프로그램에서 하는 이야기와 크게 다르지 않습니다. 차이가 있다면, 경험자 입장에서 좀 더 쉽고 마음에 와닿게 이야기하려는 것뿐입니다.

누구나 젊은 시절은 건강합니다. 건강할 때는 건강의 소중함을 절대 모릅니다. 제가 젊었을 때는 다른 사람은 몰라도 저는 늙고 병들지 않을 거라고 생각했습니다. 지금 생각하면, 이런 생각을 했던 제가 참 부끄럽습니다. 만약, 젊었을 때 누군가가 나에게 운동을 하라는 이야기와 함께, 왜 운동해야 하는지, 그리고 운동이 습관만 되면 고통스럽지 않다고 이야기해 준 사람이 있었다면, 아마도 제 인생은 완전히 달라졌을 것임을 확신합니다.

아무쪼록, 이 글을 읽고 저와 마찬가지로 삶이 완전히 달라졌다는 사람이 한 명이라도 있다면, 이 글을 쓴 보람이 있다고 생각합니다.

감사합니다.

· 일러두기 ·

본문 내용은 두 사람이 질문하고 대답하는 방식의 구성입니다. 여기서 질문하는 사람은 과거의 저고, 대답하는 사람은 현재의 저입니다. 또한 대부분 이야기는 어떤 문화적, 사상적, 종교적 입장이 아닌 과학적인 사실에 근거하여 쓴 글이며, 개인적인 생각이나 경험을 바탕으로 쓴 부분도 있습니다. 이런 경우에는 '개인적인 생각으로' 또는 '개인적인 경험으로'라는 전제를 달았습니다. 그리고 글이 길어서 도중에 읽기를 포기하시려는 분이 있다면, 에필로그에서 소개한 일문일답만이라도 꼭 읽어보시기를 추천합니다.

차 례

· 에필로그 · 일문일답 · 278

1장

인간이 사는 목적은?

'생존과 번식' 혹은 '영생'은 모든 생명체의 존재 이유이자 목적이다.

행복하려면 운동하라고요? 무슨 이야기를 하든, 저는 운동이란 단어만 떠올려도 고통스럽다는 생각이 드는 데, 어떻게 운동하면 행복해지나요?

운동이란 단어만 떠올려도 고통스럽다'는 네 말이 맞다. 예전에 나도 똑같은 생각을 했으니까. 하지만 지금은 완전히 바뀌었단다. 운동에 관해 이야기하기 전에, 먼저 행복이란 무엇인가부터 이야기해 보자. 너는 행복이 무엇이라고 생각하니? 내가 원하는 답은 '행복이 최고의 선이다(아리스토텔레스)', '행복을 가꾸는 것은 손닿는 곳에서 꽃다발을 만드는 것이다!(헤밍웨이)', '행복은 가까이 있다', '행복은 무지개와 같다'처럼 철학자나 소설가의 말처럼 알쏭달쏭한 추상의 이야기가 아니라, 국가, 사회, 종교, 신념의 차이를 초월하여 누구나 수긍할 수 있는 합리적이고 과학적인 답변이란다.

행복에 대해서는 사람이나, 국가, 사회, 종교, 신념 등에 따라 정의가 조금씩 다르지만 행복이란, 생활에서 충분한 만족과 기쁨을 느끼는 마음이 아닐까요?

그렇지. 그럼 어떨 때 행복을 느끼고 어떨 때 불행을 느낄까?

글쎄요. 행복한 순간이나 불행한 순간을 열거하라면 너무 많아 이야기하기가 힘들죠.

맞아. 하지만 경우의 수가 무한한 행복한 순간의 공통점이 무엇인가 생각해 본 적이 있니? 반대로 불행한 순간의 공통점들은 무엇일까?

행복한 순간이나 불행한 순간의 공통점이 있다고요? 저는 한 번도 공통점이 있다고 생각해 본 적이 없는데요.

좋아. 그렇다면, 행복하거나 불행한 순간의 공통점에 대해 이야기하기 전에, '인간은 왜 사는가?'에 대한 질문부터 해 볼게. 넌 인간이 왜 산다고 생각하니?

좀 철학적인 질문인데, 행복과 운동에 관해 말하면서 왜 갑자기 철학적인 이야기가 나오나요?

인간이 왜 사는지를 묻는 이유는, 이 질문에 대한 답변이 전제되어야 행복에 관한 공통점이나 행복이 무엇인가에 대한 답변을 할 수 있기 때문이지.

'인간이 왜 사느냐?'에 대한 답변도 '행복이란 무엇이냐?'에 대한 답변처럼 국가, 사회, 종교, 신념 등에 따라 다른 거 아닌가요? 이 질문에 대한 정답은 없다가 맞지 않을까요?

그래. 하지만, 나는 정답이 있다고 생각한단다. 그것도 국가, 사회, 종교, 신념을 초월하여 정상적이고도 합리적인 사고를 하는 사람이라면 모두가 수긍할 수 있는 답 말이다.

정말인가요? '정답이 있다' 이야기는 좀처럼 믿기 어려운 데요.

이 이야기에 대한 답을 이야기하기 전에, 먼저 몇 가지 전제를 두고 이야기해 보자.

첫째, 내 이야기 속에는 남자와 여자의 비교나 성적인 이야기, 또 특정 종교, 특정 국가 등이 나와, 듣는 이에 따라 불편할 수도 있는데, 모든 이야기는 '가치중립적이고 과학적인 사실'에 근거한 이야기일 뿐, 성별이나 종교, 집단, 국가를 비하할 의도는 전혀 없음을 알아주었으면 좋겠다.

둘째, 과학적인 사실이 어떤 때는 불편한 진실을 이야기할 때도 있단다. 예를 들어, 구약 성경의 무지개는 하느님 약속의 표시이고, 옛 동양에선 상서로운 현상이었고, 서양에서는 행운의 상징으로 받아들였지. 무지개의 진실은, 하늘에 떠 있는 물방울에 빛의 굴절로 인해 만들어 내는 단순한 자연 현상으로 나타난다는 것을 익히 알고 있지.

만약 무지개가 하느님의 약속이나, 상서러움 또는 행운이라고 믿었던 옛사람들이 단순히 물방울과 빛의 굴절로 나타난 자연 현상임을 알면 어떻게 해석하고 생각할까?

지금부터 내가 말하고자 하는 것도 이처럼 불편한 진실을 이야기하려고 한단다. 사랑이나 희생, 행복, 아름다움 등의 본질을 들여다보면, 우리가 일반적으로 알고 있는 사실과 많이 다르다는 사실에 당황할 수도 있단다. 그렇다고 과학적인 사실이 틀린 것은 아니니까. 갈릴레오가 목숨을 건지기 위해 '지구는 돈다'는 이야기를 철회하였지만, 그렇다고 지구가 돌지 않는 것은 아닌 것처럼 말이야.

다시 원래 이야기로 돌아가 보자. '인간이 왜 사느냐'에 대한 질문을 좀 더 확장하면 정답을 찾기 더 쉬워질 거야. 그 질문은 다음과 같다.

'(인간을 포함한) 모든 동물은 왜 사느냐?'
더 나아가
'(동물과 식물을 포함한) 모든 생물은 왜 사느냐?'

글쎄요. 인간이 사는 목적과 동물이 사는 목적, 더 나아가 모든 생물이 사는 목적이 같다는 게 신기하네요. 도대체 정답이 뭔가요?

정답은 의외로 간단하다. '생존과 번식을 위해 산다'가 그것이지.

생존과 번식이라고요? 그렇다면 철학에서 나오는 수많은 철학자가 말하는 것은 전부 틀렸다는 건가요?

중국의 사상 중에 노자와 장자가 만든 도가사상이 있지. 도가사상에서 이상적인 상태를 무위자연(無爲自然)이라고 하는데, 여기에서 무위(無爲)란 '아무 일도 하지 않는다'는 의미가 아니라, '자연을 거스르는 인위적(人爲的)인 일을 하지 않는다'는 의미란다. 따라서 무위자연의 상태는 인위적인 일을 하지 않는 자연스러운 상태가 가장 이상적인 상태라는 뜻이지. 하지만 인간들은 이런 자연 상태를 거슬러 수많은 인위적인 물건이나 생각들을 만들었지. 철학이나 종교들도 결국 이런 인위적인 것에서 나타난 것들이지. 만약 이런 인위적인 것을 제거해 보면 모든 살아있는 것들 -우리는 이런 것을 생물(生物)이라고 부르지-의 목적은 생존과 번식이 된단다.

사실 '생존과 번식'이란 용어는 진화론을 주장한 영국의 생물학자 찰스 다윈(Charles Darwin, 1809~1882)이 그의 책 『종의 기원』(1859)에서 '모든 생명체는 약간씩 변이하는데, 변이한 종 중에 생존과 번식에 유리한 생명체만 살아남는다'고 이야기했지. 이 이야기를 뒤집어 보면, 지금까지 살아남은 생명체는 생존과 번식에 유리한 생명체라고 할 수 있단다.

지금까지 살아남은 생명체는 생존과 번식에 유리한 생명체라고요?

그래. 이는 유전적으로나 다윈의 진화론으로 증명된 사실이란다. 유전이란 부모가 가지고 있는 특성이 자식에게 전해지는 현상이지. 자식은 아버지와 어머니로부터 정확하게 유전자를 반반씩 물려받는다는 것도 이미 과학 시간에 배웠겠지. 인간 유전자의 개수는 3만여 개인데, 각각의 유전자는 여러 개의 유전체로 구성되어 있단다. 유전체 개수는 대략 30억 개 정도인데 이 유전체는 1백만 개에 1개 꼴로 돌연변이가 일어나서 자식에게 유전된단다. 따라서 자식은 부모님과 1백만분의 1정도 다른 유전체를 갖게 되지. 가령, 엄마와 아버지는 모두 살이 찌기 쉬운 체질인데, 돌연변이로 인해 자식은 살이 찌지 않는 체질을 가지고 태어날 수 있다는 이야기지.

문제는 이 돌연변이가 반드시 좋은 방향으로만 일어나는 게 아니라, 무작위로 일어난다는 점이란다. 즉, 돌연변이로 인해 더 좋은 쪽으로 유전자가 변할 수도 있지만, 더 나쁜 쪽으로 변할 수가 있단다. 예를 들어, 부모들은 환경이 깨끗하거나 더러운 것을 신경 쓰지 않았지만, 돌연변이로 인해 다음과 같은 유전자를 가진 자식이 태어났다고 가정 해보자. 그럼, 이중 누가 생존과 번식에 유리할까?

① 깨끗한 환경을 좋아하는 유전자

② 깨끗하거나 더럽거나 상관하지 않는 유전자

③ 더러운 환경을 좋아하는 유전자

당연 ①번 유전자가 아닌가요? 더러운 환경에서는 병에 걸리기 쉬우니까 죽을 확률이 훨씬 높겠지요.

그래. 돌연변이는 좋은 변이와 나쁜 변이가 있지만, 이중 **좋은 변이만 생존하고 나쁜 변이는 생존하지 못하므로, 오랜 세월을 반복하면, 좋은 방향으로 진화한다**고 할 수 있지. 자, 그럼 질문 하나 해보자. 돌연변이로 다음과 같은 유전자를 가진 자식들이 태어났는데, 이 중 어떤 유전자를 가진 생명체가 살아남겠니?

① 생존을 죽기보다 싫어하는 유전자

② 생존에 대해 관심이 없는 유전자

③ 목숨을 걸고서라도 생존하려는 유전자

당연히 ③번 유전자 아닌가요?

그래 맞다. 그럼, 다음 유전자 중 어떤 유전자가 살아남을까?

① 번식을 죽기보다 싫어하는 유전자

② 번식에 대해 관심이 없는 유전자

③ 목숨을 걸고서라도 번식하려는 유전자

이 역시 당연히 ③번 유전자 아닌가요? 혹시 질문에 무슨 함정이 있나요?

아니. 함정은 없단다. 내가 하고 싶은 이야기는, '지금까지 살아남은 생명체는 목숨을 걸고 생존과 번식을 하려는 생명체이다'라는 이야기를 하고 싶은 거란다. 인간의 욕망 중 가장 큰 것이 식욕과 색욕인데, 식욕은 생존을 위해 필요하고, 색욕은 번식을 위해 필요하단다. 먹는 것을 좋아하는 사람과 싫어하는 사람 중, 또 이성과의 만남을 좋아하는 사람과 싫어하는 사람 중, 누가 살아남는지는 말할 필요 없겠지. 이건 사람에만 국한되는 게 아니고 모든 생명체에 동일하게 적용되는 법칙이란다. 다시 말하면, '지금까지 살아남은 생명체는 먹는 것을 좋아하고 이성과의 만남을 좋아한다'고 보면 되겠지. 물론 돌연변이로 인해 예외도 있겠지만 극소수지. 그리고 교육이나 살아온 환경에 의해 이런 성향이 왜곡된 경우도 소수가 있겠지.

모든 생명체가 생존과 번식을 위해 살아간다는 이야기는 이해가 되네요. 하지만 생존이나 번식을 포기하고 남을 위해 희생하는 인간은 어떻게 이해하나요?

대부분의 부모는 자식을 위해 희생하는데, 여기에는 불편한 진실이 숨어있단다. 부모가 자식을 위해 희생하는 행동이 우리는 매우 고귀하고 값진 행동이라고 말하는데, 사실은 이기적인 행위에 속한단다.

자식을 위해 희생하는 행위가 이기적인 행위라고요? 이건 불편한 진실이 아니라, 불가능한 진실이네요.

나의 이야기도 한번 들어봐. 앞서 이야기했듯이, 모든 생물은 목숨을 걸고서라도 번식하려는 유전자를 가졌단다. 번식하려는 목적은 자신의 유전자를 남기기 위함이란다. 자기 유전자를 남기려면, 자기가 죽더라도 자식이 살아야 하겠지. 자기가 살고 자식이 죽는다면 자기 유전자를 남기지 못하게 되겠지. 결국, 자식을 위해 희생하는 부모는 목숨 걸고서라도 자기 유전자를 남기려는 이기심에서 나온 행동일 뿐이라는 거야.

이런 행위는 인간에게만 있는 것이 아니고, 모든 동물에게도 공통으로 적용된단다. 예를 들어, 부모의 희생을 이야기할 때 자주 등장하는 가시고기는, 수컷이 둥지를 만들어 놓으면, 암컷이 와서 교미한 후에 알을 낳고는 대부분은 죽고 만단다. 그리고 수컷은 알을 지키다가 새끼가 부화하면 죽음을 맞이하고, 태어난 새끼들은 아비의 시체를 첫 먹이로 삼는단다. 이런 가시고기와 같은 아버지의 희생을 다룬 소설이 2000년도에 출간되어 우리에게 깊은 감명을 주었지. 하지만, 생물학적으로 보면 이런 희생이 자신의 유전자를 남기려는 노력의 하나일 뿐이라는 거지. 이와 같이, 모든 생물이 생존과 번식에 유리하도록 진화하였다고 생각하는 유전자를, 사회 생물학에서는 '이기적인 유전자'라 부른단다.

자식을 위해 자신의 생존을 포기한다는 이야기는 결국 번식이 생존보다 더 큰 목적이라고 할 수 있겠네요?

그래. **생존 목적이 번식에 있다고 볼 수도 있단다.** 즉, 번식만 할 수 있다면 생존을 포기하는 것이지. 또 신라 시대의 〈처용가〉나 고려 시대의 〈황조가〉부터 현대의 노래 가사나 소설, 혹은 영화를 보면 대부분이 남녀의 사랑이나 이별을 주세로 하고 있는데, **사랑은 곧 번식을 위한 과정**이기 때문이지. 참고로 여기서 말하는 사랑은 이성간의 '에로스적인 사랑'을 말한다.

사랑이란 단어를 들으면 번식이 긍정적인 느낌을 주지만, 부정적인 측면도 매우 많단다. 매일 미디어에서 쏟아지는 성추행과 성폭행 사건들이 그런 예지. 아무것도 부러울 것 없는 현직 고등 검사장이 바바리맨으로 체포되기도 하고, 모 그룹 회장은 가사도우미를 성폭행한 혐의로 피소되기도 하고, 현직 대검찰청 검찰총장이 혼외 자식 문제로 자리에서 물러나기도 하며, 북한 주민 1,000명의 탈북을 도와 '아시아의 쉰들러' 불렸던 60대 목사가 탈북 청소년을 성추행한 혐의로 구속되기도 했지. 또 평생 여성운동가로 몸 바쳐온 인권 변호사이자 현직 시장이 성추행으로 세상을 등지기도 하는 등 이 분야에서 상식적으로 이해할 수 없는 이야기들이 참 많은데, 번식을 최상의 목표로 하는 이기적 유전자가 뼛속 깊이 각인되어 있기 때문이란다.

인간의 무의식 세계를 최초로 발견한 정신분석학자 지그문트 프로이트(Sigmund Freud, 1856~1939)는 인간의 모든 행동을 성(性)과 연관 지어 해석하였단다. 인간은 외적으로는 성을 금기시하지만 내적으로는 강박적으로 성에 집착하게 되는 이중적 구조를 가지고 있어서, 위의 예와 같이 상식적으로 이해할 수 없는 행동을 하게 된다는 것이지.

내가 학창 시절에 프로이트의 『꿈의 해석』과 『정신분석입문』을 읽으면서, 프로이트를 성(性)에 환장(?)한 변태 같은 노인으로 생각한 적이 있었는데, 지금 생각해 보면 **인간을 포함한 모든 생물은 번식을 위한 이기적인 유전자가 몸속에 있다는** 것을 프로이트는 알았던 거야. 프로이트는 이것을 '이드(id)'라고 불렀고, 항상 억압되어 있다가 꿈이나 실수, 무의식적인 행동 등에 의해 외적으로 돌출되어 나온다고 보았던 거야. 100년 전에 이미 인간 내면에 대한 놀라운 통찰력을 가졌던 것이지. 이런 프로이트에 대해, 인류 최고의 물리학자 아인슈타인은 이렇게 이야기했단다.

"프로이트 당신에 비하면 나는 놀라운 물고기를 낚기 위해 매달린 작은 벌레에 불과합니다."

그리스 철학자 플라톤의 『향연』이란 책을 보면, 이런 이야기가 나온단다. 신의 수명은 무한하지만, 인간은 유한한데 사랑을 해서 번식을 하면 신처럼 무한해질 수 있다는 거지. 한마디로 말하면 **인간을 비롯한 모든 생명체는 영생**(영원히 산다)**을 위해**

존재한다는 것이지. 즉 신과 마찬가지로 영생에 도달하기 위한 수단이 옛 그리스인들이 생각한 사랑이야.

이집트의 미라(mirra)는 영생을 구하는 인간 욕망의 창작물이고, 천하를 손에 쥔 진시황도 영생을 위한 불로초를 구하려고 우리나라와 일본까지 사람을 보냈다는 기록이 남아있단다.

영생이란 단어를 들으니까 종교가 연상되네요.

그래. 종교에서도 영생하고 싶은 인간의 심리를 잘 이용하고 있단다. 자신이 믿는 종교를 위해 목숨 바치는 사람들이나 이슬람 자살 테러범들도, 자신의 목숨을 내놓는 대신 하늘나라에 가서 영생을 얻을 수 있다는 믿음 때문이지. 자기 목숨을 영생과 바꾼다는 점에서 가시고기와 크게 다를 게 없단다.

최근에 나온 사이비 종교들을 보면, 공통점이 영생을 굉장히 강조한다는 점이다. 이름 그대로 믿기만 하면 육신적으로 영원히 살 수 있다는 '영생교'나, 1992년에 세상의 종말이 오고, 믿는 자만이 하늘나라로 올라가 영생한다고 한 '다미선교회' 등이 그런 예지. 다미선교회는 1992년 10월 28일, TV에서 실제로 하늘로 올라가는지 생중계까지 하여 우리나라를 떠들썩하게 했던 휴거 사건으로 유명해지기도 했지. 참고로, 육신의 영생을 주장하던 영생교 교주 조희성은 2004년 72세의 나이로 사망했단다. 다미선교회의 교주 이장림 목사는 1992년 세상이 멸망하면 쓸모도 없는 1993년에 만기 되는 환매조건부 채권을 구입했다는 사실이

밝혀지면서 사기죄로 투옥되었단다.

우리나라 사이비 종교의 최고봉(?)으로는 백백교(白白敎)가 있었단다. 옛 일제강점기에 있었던 이 종교의 입교 조건은, 남자는 전 재산을 바쳐야 하고, 여자는 교주에게 몸을 바쳐야 하는 데도 수많은 사람이 불로장생한다는 말에 현혹되어 가입하였단다. 더욱 끔찍한 것은, 영생하리라고 믿었던 신도 중 620명이 살해되어 암매장되었단다. 당시(1940년 3월 20일)《동아일보》에서는 '세계 역사상 가장 무서운 범죄'라고 하면서, '후세에도 이 부끄러움을 무엇으로 씻을 수 없다'고 했단다.

예전에는 이런 사이비 종교들을 볼 때마다 나는 입교하는 사람들의 정신 상태를 도저히 이해하지 못했지만, 모든 생명체의 최종 목표가 영생이라는 사실을 알고 나서야, 영생에 목숨 거는 이 사람들이 비정상적이 아니라, 영생에 전혀 관심이 없는 나 같은 사람이 비정상적인 돌연변이로 태어났다는 사실을 깨달았단다.

몇천 년 전의 이집트 사람이든 신라 시대 사람이든 전 세계의 종교인이든 영생에 대한 갈망은 똑같은데, 그 이유는 **영생을 원하는 유전자를 가진 인간만이 살아남았기 때문**이지. 네가 만약 사이비든 아니든 성공할 종교를 하나 창시하려면 교리에 반드시 '이 종교를 믿으면 영생한다'는 이야기를 넣어야 한단다.

2장

행복이란 무엇인가?

인간이나 동물은 생존과 번식에 유리할 때 행복감을 느끼는 유전자만 살아남았다. 따라서 인간이나 동물은 생존과 번식에 유리할 때 행복하고, 생존과 번식에 불리할 때 불행하다.

자, 이제 '누구나 수긍할 수 있는 행복이란 무엇인가?'에 대한 답변을 할 때가 온 것 같구나. 이 답변을 이야기하기 전에, 일반적으로 인간이 행복해하는 순간을 나열해 보자.

그건 쉽죠. 아마도 이런 것이 행복한 순간 아닐까요?

· 맛있는 음식을 배불리 먹는다.
· 학교 성적이 잘 나왔다.
· 로또 복권에 당첨되었다.
· 좋은 직장에 취직했다.
· 내 마음을 잘 알아주는 이성과 데이트한다.
· 아기가 태어났다.

그럼, 이런 행복한 순간의 공통점이 무엇일까?

이미 앞서 이야기한 '생존과 번식'과 관련지어보면 아주 간단한 공식이 탄생된다. 행복한 순간들의 공통점은 바로, '생존과 번식에 유리한 순간'이라는 것이지.

맛있는 음식을 배불리 먹으면 당연히 생존에 유리하고, 성적이 잘 나오거나 로또 복권에 당첨이 되어도 생존에 유리하겠지. 이성과 데이트하거나 아기가 태어났다는 것도 번식에 유리한 상황이지. 덧붙이지만, 생존이나 번식에 유리하다는 것은 상대적인 것이야.

심리학자들에 의하면, 남들이 연봉 3천만 원 받는 데 자신은 5천만 원을 받는 사람과, 남들은 연봉 1억 원을 받는데 자신은 연봉을 8천만 원만 받는 사람의 행복도를 보면, 전자가 연봉이 적지만 더 행복하다고 한다. 그 이유는 남들보다 자신이 우월하고, 따라서 생존과 번식에 유리하다고 믿기 때문이지.

남보다 생존과 번식에 유리한 상황이 되면 행복해지는 예의 대표적인 것이 코미디 프로그램이야. '웃음의 양과 행복은 비례한다.'는 이야기가 있지. TV에서 개그 프로그램을 보면 주인공이 주로 바보 같은 짓을 하면 웃게 되는데, 이때 내가 저 사람보다 우월하고, 따라서 생존과 번식에 유리하다고 믿기 때문에 행복해서 웃는 거지.

명품 옷을 사 입는 사람이 행복해하는 것도 마찬가지란다. 명품 옷을 입으면 내가 남보다 우월하다고 생각하고, 따라서 행복해하는 거야. 겸손한 사람을 좋아하는 이유도 마찬가지야. 겸손한 사람은 상대방에게 우월감을 주기 때문이야. 반면 잘난 척하는 사람을 싫어하는 이유도 마찬가지야.

'남과 비교해서 우월하면 행복하고, 그렇지 못하면 불행하다.'는 이야기를 조금 비틀면 '아래와 비교하면 행복하고, 위와 비교하면 불행하다.'는 이야기가 되지. 그래서 '행복하게 살려면 아래를 보고 살아라.'는 이야기도 나온 거야.

'남의 불행이 나의 행복'이라는 이야기 들어봤지. 남이 불행해지면, 상대적으로 내가 생존과 번식에 유리하기 때문에 행복감을 느끼는 거지. '사촌이 땅을 사면 배 아프다'는 속담도 마찬가지야. 남의 불행이 나의 행복이면 반대로 남의 행복이 나의 불행이 되겠지.

이와 같이 생존에 유리하면 행복해지는 것과 마찬가지로, 번식에 유리해도 행복하단다. 일생을 '행복의 비밀' 연구에 바친 경제학자이자 영국의 런던 정치 경제 대학의 교수인 리처드 레이어드는 그의 저서 『행복의 함정』에서, '**성관계는 사람을 행복하게 만드는 최고의 활동**'이라는데, 성관계가 바로 번식을 위한 행동이니까 당연한 이야기가 아니겠니?

앞서 언급한 성추행이나 성폭행하는 정상 혹은 변태 인간들은, 그런 행동이 자신의 인생을 망치게 한다는 생각을 잊게 할 정도로, 그런 행동을 하는 순간이 가장 행복하기 때문이야.

요약하면, 생존과 번식에 유리해지면 모든 생명체는 행복을 느낀다는 거야. 반대로, 인간들이 불행한 순간을 한번 나열해 봐.

불행은 행복의 반대니까, 위 이야기의 반대 아닐까요? 그렇다면 다음과 같은 순간은 불행하겠지요.

- 맛있는 음식을 먹지 못했다.
- 학교 성적이 못 나왔다.
- 로또 복권에 떨어졌다.
- 좋은 직장에서 해고되었다.
- 내 마음을 잘 알아주는 이성과 헤어졌다.
- 아기가 죽었다.

그래, 이런 순간들이 모두 고통스럽고 불행하다고 느끼게 되지. 그리고 **행복한 순간이 '생존과 번식에 유리한 순간'**이라면, **불행한 순간은 반대로 '생존과 번식에 불리한 순간'**이겠지. 맛있는 음식을 먹지 못하면 생존에 불리하고, 학교 성적이 나쁘거나 좋은 직장에서 해고되어도 생존이 불리하겠지. 또 사랑하는 이성과 헤어지거나 아기가 죽었다면, 분명 번식에 불리한 상황에 직면하는 거지. 즉, 생존과 번식에 불리해지면 모든 생명체는 불행을 느끼게 되는 거지.

그런데 우리나라는 1인당 국민소득이 3만 달러가 넘어서서 선진국에 진입하였는데도, 왜 대다수의 국민들이 불행하다고 느끼나요?

그래, 우리나라는 최고의 자살률과 최저 출산율을 비롯해, 인터넷 검색을 통해서도 불명예스러운 분야에서 세계 1위인 것들이 가장 많은 나라일 거야. 젊은이들은 이런 우리나라를 '헬조선'이라고 부르지. 실제로 한국개발연구원(KDI)이 발표한 자료에 따르면, 지난 2018~2020년 평균 국가 행복지수가 OECD 37개국 가운데 35위를 기록했단다.

우리나라가 선진국임에도 불구하고 행복하지 않은 이유는 세계에서도 경쟁이 가장 심한 나라이기 때문이야. 초등학교부터 대학까지 시험으로, 회사에 입사할 때부터 퇴사할 때까지 인사고과나 승진 때문에 항상 등수를 매기지. 등수를 매긴다는 건 누구와 경쟁해야 한다는 이야기이란다. **경쟁하는 동안은 생존이 확보되지 않았기 때문에 모두가 불행**하다고 느낀단다. 또한 이런 경쟁이 끝나고 나면, 경쟁에 이긴 극소수의 사람들만 생존을 확보하였기 때문에 행복하고, 경쟁에서 진 대다수의 사람은 모두 불행하다고 느낀단다.

너도 알겠지만, 우리나라처럼 경쟁을 많이 하는 나라는 지구상에 없을 거야. 아마 너도 경쟁에 들어가 봤겠지만, 경쟁 속에 있을 때 결코 행복하지는 않을 거야.

얼마 전 미국의 유명 작가 마크 맨슨은 믿을 수 없이 높은 불안감, 우울증에 알코올 중독도 많은 데다 자살률은 세계 1위인 원인을 찾기 위해 한국에 왔는데, 한국을 '가장 불행한 나라'로

진단했단다. 그리고 대학 입학과 취업, 결혼, 출산에 재테크까지 맨슨과 대담했던 심리학자는 100점이 아니면 다 실패로 여기는 우리 사회 평가 만능주의를 문제로 꼽았단다.

반면, 세계에서 가장 행복한 나라 중 하나인 덴마크에 사는 사람에게, "덴마크에 살면 왜 행복하냐?"고 물으니 다음과 같이 대답하는 것을 본 적이 있단다.

"내가 넘어지고 다쳐도 내 주변의 사람들이 나를 일으켜 세우고, 치료를 해주고, 다시 시작할 수 있도록 도와준다는 믿음이 있다."

남을 밟고 올라서려는 경쟁 대신에, 서로 도와주고 협동하는 덴마크에서는 생존에 대한 불안함이 없기 때문에 행복한 거지. 덴마크와 함께, 북유럽의 스웨덴, 노르웨이, 핀란드는 세계에서 가장 행복한 나라로 꼽히는데, 이런 나라는 경쟁이 없단다.

예를 들어, 이런 나라에서는 선생님들이 공부를 못하는 애들을 앞자리에 앉혀 이들에게 더 많은 관심을 두고 가르치려고 한단다. 우리나라는 잘하는 애들을 더 잘하게 하지만, 이런 나라는 못하는 아이를 더 잘하게 관심을 집중한단다. 그리고 시험을 치는 대신 과제를 내주는데, 혼자서 하는 과제는 없고, 여러 명이 협동해서 하는 과제만 있단다. 과제를 하는 목적이 서로 가르치며 협동하는 방법을 배우기 위함이란다. 시험으로 순위를 매기려는 한국과는 완전히 반대지. 어떤 도시에는 시험을 치기도 하는데, 그 이유가 공부를 못하는 학교를 찾아 교육 예산을 더 주기 위함이란다. 공부 잘하는 아이에게만 장학금을 몰아주는 우리나라와는 완전히 다르지.

순위 매기기의 끝판왕은 역시 '개천에서 용(龍) 난다'는 우리나라의 속담이야. 우리나라의 진보당이나 나름 약자들의 편에 서는 사람들도 '바람직한 사회가 되려면 개천에서 용이 나는 사회를 만들어야 한다'고 말하지. 사실 이런 이야기를 하는 사람들의 사고방식에는 너무나 심각한 문제가 있단다. 물론, 이런 이야기를 당연한 것으로 듣는 사람들도 심각하기는 마찬가지지.

'바람직한 사회가 되려면 개천에서 용이 나는 사회를 만들어야 한다.'는 이야기는 당연한 것 아닌가요? 그런데, 그런 이야기를 하는 사람들이나 당연하게 듣는 사람들의 사고방식에 심각한 문제가 있다니요?

그래. 이런 이야기를 하는 사람들의 머릿속에는 '누군가는 개천의 미꾸라지고, 누군가는 용이다'라고 생각하기 때문이란다. 여기서, 개천의 미꾸라지는 일반적인 서민들이고, 용(龍)은 의사, 판사, 검사, 변호사, 국회의원, 사업가 등 사회 특권층이나 부유층을 지칭하곤 하지. 네가 학교에서 '직업에는 귀천이 없다.', '인간은 태어나면서부터 누구나 평등하다.'는 이야기를 들었을 거야. 그런데, 어떤 직업은 미꾸라지고, 어떤 직업은 용이라는 거지. 그리고 미꾸라지가 경쟁에서 이기면 용이 되는 것이 우리 사회이지.

앞에서 말한 북유럽은 애초부터 미꾸라지나 용이 없단다. 청소부를 하든 의사를 하든 모든 직업이 다 존중받는단다. 따라서 학생들은 자신이 좋아하는 것을 하면서 경쟁에 내몰리지 않고 살아가지. 이런 나라가 행복한 이유가 여기에 있단다. 반면, 미꾸라지와 용으로 나누는 우리나라는 모두 경쟁에 몰리고 불행해지는 거지. '지금은 미꾸라지지만, 나도 경쟁에서 이기면 용이 될 수 있다.'고 생각하는 사회는 영원히 행복해질 수 없단다.

요약하면, 경쟁 속에 있는 사람은 생존이 확실하지 않기 때문에 불행할 수밖에 없다는 것이야. 더 나아가 생존이 불확실하면 좀처럼 번식도 하지 않게 된단다. 우리나라가 선진국에 진입할 정도로 잘 살면서도, 세계에서 출산율이 가장 낮은 이유 중 하나가 세계 최고의 경쟁 사회이기 때문이란다.

아름다운 풍경을 보면 행복감을 느끼는데, 그건 왜 그런가요?

과학자들이 전 세계의 미술가들에게 아름다운 풍경을 그려보라고 했는데, 그려온 그림 속에는 공통으로 푸른 물(강 또는 호수, 바다)과, 푸른 나무, 그리고 맑은 날씨가 들어가 있었단다. 이런 풍경은 생존하기에 가장 좋은 장소란다.

실제로 낯선 곳에 갔을 때, 푸른 숲에 호수나 강 혹은 바다가 있으면 경치가 아름답다고 하는데, 그런 경치가 우리가 생존하기에 유리한 환경이기 때문 아닐까. 따라서 아름다운 풍경은 우리에게 행복감을 주지. 특히 물은 우리가 생존하는 데 꼭 필요하기 때문에, 아름다운 풍경에는 웬만하면 호수나 강 혹은 바다가 들어간단다. 오션 뷰를 가진 주택이나 호텔이 비싼 이유도 여기에 있단다. 반대로, 더러운 물, 시든 나무, 황무지, 흐린 날씨는 우리가 생존하기에 적합하지가 않으니까 아름답게 느끼지 않을뿐더러 행복감도 주지 않겠지. 유전학적으로 말한다면, 생존에 유리한 곳이 아름답다고 느끼는 유전자를 가진 사람들만이 지금까지 살아남은 거야.

풍경이 아닌, 사람인 경우는 어떤가요?

몇십 년 전에 과학자들이 인간이나 동물들의 수컷이 암컷과 짝짓기 하면서 공통으로 아름답다고(짝짓기하려고) 느끼는 특징을 조사한 적이 있었단다. 첫 번째는 좌우 대칭성이고, 두 번째는 허리와 엉덩이의 비율이라는 거야. 좌우 대칭성이란 얼굴이나 신체가 좌우 대칭일수록 아름답다고 생각하고, 엉덩이에 비해 허리가 가늘수록 짝짓기를 선호한다는 거야.

결국 마른 사람은 아름답고, 뚱뚱한 사람은 아름답지 않다는 이야기이네요.

아니 그렇지는 않단다. 몸이 뚱뚱하든 날씬하든 상관없이 엉덩이에 비해 허리가 가늘 때 아름다움을 느낀다는 거지. 다시 말해, 마른 몸매라도 엉덩이에 비해 허리가 가늘지 않으면 아름다움을 느끼지 않고, 반대로 뚱뚱하더라도 허리가 가늘면 아름다움을 느낀다는 거지. 우리가 글래머(glamour) 혹은 육체파 배우라고 부르는 사람이 그런 경우에 해당한단다.

하지만, 우리가 아름답다고 이야기하면 보통 얼굴을 떠올리잖아요.

그래, 하지만 얼굴은 모든 나라나 사회에 따라 달라지기 때문에 공통적인 기준이 될 수 없단다. 동양에서는 삼각 턱을 아름답다고 하는데, 서양에선 사각턱을 아름답다고 하고, 동양에서는 광대뼈가 튀어나오지 않는 얼굴이, 서양에서는 광대뼈가 튀어나온 얼굴을 아름답다고 하지. 또, 동양에서는 쌍꺼풀이 있는 눈을, 서양에서는 쌍꺼풀이 없는 눈이 아름답다고 하지. 같은 동양이라도 중국은 약간 억센 얼굴을 좋아하지만, 일본은 귀여운 얼굴을 좋아하지.

또 홍콩에서는 입이 작을수록 미인이라고 한단다. 태국의 롱넥마을(Long Neck Town)은 목만 길면 미인으로 본단다. 따라서 얼굴은 아름다움의 공통적인 기준이 될 수 없단다. 멀리 볼 필요 없이 주변 사람들과 이야기해 봐도 아름다움의 기준이 서로 다르다는 것을 알 수 있을 거야.

얼굴의 아름다움은 사회나 문화에 따라 달라질 수 있다는 이야기네요.

그래. 얼굴의 아름다움은 자신이 태어난 사회나 문화에 따라,

끊임없이 어떤 얼굴이 예쁘다고 자신도 모르게 세뇌되었다고 볼 수 있어. 예를 들어, 우리나라만 하더라도 조선 시대와 현대의 기준이 다르고, 1970년대와 지금의 기준이 다르고, 북한과 남한의 기준도 다른데, 바로 이런 이유 때문이란다. 반면 '좌우가 대칭이고, 엉덩이에 비해 허리의 비율이 적을수록 아름답다.'는 생각은 시대나 장소를 초월하고, 인간뿐만 아니라 동물도 마찬가지란다.

좌우가 대칭이고, 엉덩이에 비해 허리 비율이 적을수록 아름답다고 느끼는 이유는 무엇인가요?

그 이유는 이런 상태가 건강하며 번식에 성공할 확률이 크기 때문이란다.

먼저, 건강을 판단하는 기준 중 하나가 몸의 좌우 대칭성이란다. 발목 혹은 무릎이 아프거나, 골반이나 척추, 어깨, 목 중에 하나라도 아프면 자세나 걸음걸이가 틀어져, 아주 미세하지만 좌우 대칭성이 깨어지기 때문에 직관적으로 건강하지 않다는 것을 알 수 있단다.

또한, 인간이나 동물이나 허리가 굵어지는 임신 기간과 수유 기간은 임신할 수 없고, 허리가 가는 경우 임신에 성공할 가능성이 크기 때문에 아름답게 보이는 거야. 서양의 코르셋 문화가 이런 사실과 관련이 있단다. 만약 이 비율이 같으면 뚱뚱한 여자보다 마른 여자가 남자의 눈에는 아름답게 보인단다. 뚱뚱한 여자보다 마른 여자가 임신했을 가능성이 낮기 때문이지.

그리고 허벅지 근육은 전체 근육의 3분의 2를 차지하기 때문에 '허벅지의 굵기와 건강과 비례한다'는 것은 널리 알려진 사실이지. 그런데 허벅지가 굵은 사람은 엉덩이도 클 수밖에 없겠지. 따라서 허리에 비해 엉덩이가 큰 사람은 번식에 유리하다고 할 수 있지. 덧붙이면 허리에 비해 엉덩이가 큰 노인이 오래 산다는 연구 결과도 있단다.

요약하면, 인간이나 동물이나 상대가 아름답다고 느낄수록 번식에 성공할 가능성이 크다는 이야기지. 아름다움의 본질이 생존과 번식이라는 사실이 놀랍지 않니?

정말 놀랍네요. 지금까지 이야기를 요약하면, '인간이나 동물은 생존과 번식을 위해 살고, 생존과 번식에 유리한 상황이 되면 행복하다.'라고 할 수 있네요.

그래. 내 이야기를 잘 요약했지만, 유전학적으로 이야기하면 조금 다르게 표현할 수 있지. 즉, '생존과 번식을 목적으로 하는 유전자를 가진 인간들만 살아남았고, 생존과 번식에 유리한 상황을 행복하다고 느끼는 유전자를 가진 인간들만 살아남았다.'고 할 수 있지. 좀 더 구체적으로 말하면, 푸른 물, 푸른 나무, 맑은 하늘을 볼 때 아름답다고 느끼는 유전자를 가진 사람들이 살아남았고, 좌우 대칭과 가는 허리가 아름답다고 느끼는 유전자를 가진 사람들만 살아남은 거지.

앞서 이야기한 돌연변이를 다시 꺼내보자. 태초에 생명체가 만들어졌을 때는 행복이나 불행이라는 개념이 없었을 거야. 그런데 어느 날 다음과 같은 돌연변이가 나타난 거야.

① 맛있는 것을 먹으면 행복한 유전자를 가진 자식
② 맛있는 것을 먹어도 전혀 행복하지 않은 유전자를 가진 자식

그렇다면 이 둘 중 누가 살아남을 확률이 커질까?

당연히 맛있는 것을 먹으면 행복한 유전자를 가진 자식이 살아남을 확률이 높겠지요. 그런데 약간의 의문이 드네요. 태초의 생명체에게 '맛있는 음식'이란 어떤 음식인가요?

'맛있는 음식'은 어떤 음식인가에 대한 자세한 이야기는 나중에 하자. 그렇지만, 간단히 답변하면 '생존과 번식에 유리한 음식이 맛있다.' 혹은 '생존과 번식에 유리한 음식을 먹을 때 행복하다.'고는 말할 수 있지. '강한 자가 살아남는 것이 아니라, 살아남은 자가 강한 것이다.'는 말을 들어봤을 거야. 마찬가지로, 인간은 맛있는 음식을 먹을 때 행복한 것이 아니라, 생존하기에 유리한 음식을 맛있다고 느끼는 인간만이 살아남았단다. 더 나아가, 인간은 행복하기 위해 사는 것이 아니라, 살아남기 위해 행복감을 느끼도록 진화되었단다.

덧붙여 말하면, 아름다움이나 맛있음 등 뿐만 아니라 우리가 긍정적이라고 느끼는 모든 것들은 생존과 번식에 유리한 것이고, 반대로 부정적인 것들은 모두 생존과 번식에 불리한 것이라고 정의할 수 있단다.

인간의 욕망도 생존과 번식과 관련이 있나요?

당연한 이야기지. 불교에서는 인간에게 다섯 가지 욕망(慾)과 일곱 가지 감정(情)이 있다고 해. 이를 '오욕칠정(五慾七情)'이라고 부르는데, 이 중 다섯 가지 욕망은 다음과 같단다.

① 재물욕: 재물을 얻고자 하는 욕망
② 명예욕: 명예를 얻으려는 욕심
③ 수면욕: 잠을 자고 싶어 하는 욕구
④ 식욕: 음식을 먹고 싶어 하는 욕망
⑤ 색욕: 남녀 간의 성욕

이 다섯 가지 욕망은 인간의 본능이란다. 본능이란 경험이나 교육에 의하지 않고 선천적으로 가지고 있는 감정, 다시 말해 태어날 때부터 유전자에 각인된 것이지. 이 다섯 가지 욕망을 잘 충족시켜 주면(많이 벌고, 높은 자리에 올라, 잘 자고, 잘 먹고, 성욕을 채우면) 인간은 행복해지는데, 그 이유는 이 **다섯 가지 욕망을 채울 때 '생존과 번식'에 유리**하기 때문이지. 따라서 다섯 가지 욕망을 채우는 것을 행복해하는 사람만이 살아남은 거라고 할 수 있지.

인간이 느끼는 감정도 생존과 번식과 관련이 있나요?

당연하지. 기쁨, 즐거움, 사랑과 같은 긍정적인 감정은 생존이나 번식이 유리할 때 느끼고, 슬픔, 분노, 좌절, 미움 등의 부정적인 감정은 생존이나 번식에 불리할 때 느낀단다. 따라서 긍정적인 감정을 느낄 때 행복하고, 부정적인 감정을 느낄 때는 불행하단다.

'생존과 번식에 유리할 때 행복하다'는 말은 이해되네요. 하지만, 행복하기 위한 다른 방법은 없나요?

사실, 생존과 번식을 포기하면 행복해진다고 말하는 이들도 있단다. 불교가 그런 예이지. 부처님이 해탈을 하면서 첫 번째로 한 설교에서 '고집멸도'에 대해 이야기했는데, '고집멸도(苦集滅道)'는 '고통(苦)이란 집착(集)에서 나온다. 따라서 고통을 없애려면 이런 집착을 없애야 하는데, 이런 집착을 소멸(滅)하려면 올바로 보고, 올바로 생각하고, 올바로 행동하고 등등, 8가지의 바른길(道: 팔정도)을 실천하라'로 요약할 수 있다. 다시 말해, 집착을 끊으면 고통이 사라지고 행복해진다는 이야기인데, 여기서 집착이란 큰돈을 벌겠다거나, 멋진 이성을 만나 결혼한다거나, 맛있는 음식을 먹겠다거나, 남을 미워하거나 등을 말하는데, 이런 것에 집착하지 말라는 이야기지.

"사랑하는 사람과 만나지 말라.

미워하는 사람과도 만나지 말라.

사랑하는 사람을 만나지 않음은 괴로움이다.

미워하는 사람과 만남도 괴로움이다.

그러므로 사랑하는 사람을 만들지 말라.

사랑하는 사람을 잃음도 재앙이니까.

사랑과 미움이 없는 사람은 집착이 없으리."

위의 이야기는 불경의 하나인 『법구경』에 나오는 이야기란다. 사랑하는 것은 번식을 위한 전략이고, 미워하거나 화를 내거나 폭력적인 것은 생존하기 위한 전략으로, 유전자에 기본적으로 들어가 있는 본능이란다.(폭력을 정당화하는 이야기는 아니지만, 원시 시대에는 폭력적일수록 생존에 유리하지. 그래서 지금까지 살아남은 사람들의 유전자에는 폭력성이 남아 있단다.) 따라서 남을 미워하거나 사랑하지 않는다는 것은 생존과 번식을 포기하는 것이지. 그리고 실제로 이렇게 살아가는 사람들이 대표적으로 스님들이지. 하지만 현대의 종교는 대부분, 종교를 창시한 사람의 정신은 사라지고 기복 종교, 기복 신앙으로 변질되었단다.

기복 종교(기복 신앙)가 뭔가요?

기복(祈福) 종교는 '행복(幸福)을 기도(祈禱)하는 종교' 혹은 '복(福)을 비는(祈) 신앙'이라는 뜻이란다. 불교의 부처님 말씀이나,

기독교의 예수님 말씀을 실천하며 살기보다는, 즉 '오래오래 살게 해주세요', '돈 많이 벌게 해주세요', '아기를 낳게 해주세요', '좋은 직장에 취직하게 해주세요' 등, 주로 복을 구하거나 비는 것이 종교가 되고 말았단다. 그런데 재미있는 사실은, **복을 비는 내용을 보면 공통적인 것이 생존과 번식을 위한 것**이란다. 결론적으로 불교는 생존과 번식을 포기하라는 부처님의 말씀을 어기고, 생존과 번식을 비는 종교가 되어버렸단다.

어떻게 하면 행복해지는지 알겠네요. 그러면 행복할 때 우리 뇌에는 어떤 변화가 생기나요?

정말 좋은 질문이다. 행복이란 것이 철학자들이나 소설가들의 이야기를 들어보면 아주 복잡한 것 같지만, 실제로는 아주 단순하단다. 행복을 느끼는 이유는 우리 몸에 도파민이나 세로토닌과 같은 행복호르몬이 분비되기 때문이란다. 다시 말해, 가난하든 부자든, 바보든 똑똑하든, 배웠든 못 배웠든, 몸이 아프든 건강하든, 주인이든 노예이든 뇌에 행복호르몬이 분비되면 행복감을 느낀단다. 더 나아가, 생존과 번식에 유리한 상황이 되면 뇌에서 행복호르몬이 분비되기 때문에 행복감을 느낀단다.

3장

행복에 영향을 미치는 요인은?

행복의 요인은 ① 유전적 요인, ② 환경적 요인, ③ 개인적 요인 등 3가지가 있다. 이 중 개인적 요인만 내가 결정할 수 있다. 개인적 요인은 ① 돈, ② 사람, ③ 건강 등 3가지가 있고, 이중 건강이 가장 중요하다.

이제 과학적인 사고에서의 행복이 무엇인지는 알겠어요. 그럼, 행복과 건강은 어떤 관계가 있는지 이야기할 차례네요.

행복에 영향을 미치는 요인은 매우 많겠지. 하지만 크게 보면, ① 유전적 요인, ② 환경적 요인, ③ 개인적 요인 등 세 가지로 나눌 수 있단다.

유전적 요인이라면 '행복이 유전으로 결정된다.'는 이야긴가요? '행복이 유산으로 결정된다.'는 이야기는 이해되는데, '행복이 유전으로 결정된다.'는 말은 처음인데요?

하지만, 사실이란다. 미국의 저명한 정신과 의사인 하워드 커틀러가, 티베트의 불교 지도자인 달라이 라마를 따라다니면서 느낀 것을 정리한 『달라이 라마의 행복론』이란 책을 읽어보면 그 답이 나온단다. 저자는, 자신의 환자 중에 사업에 성공하여 부자가 되어 행복도가 엄청나게 높아진 사람과 에이즈에 걸려 행복도가 엄청나게 낮아진(불행해진) 사람이 있었다고 해. 1년 후 두 사람을 다시 만났을 때, 부자는 부자인 채로, 에이즈 환자는 에이즈 환자인 채로 그대로인데, 두 사람의 행복도가 부자나 에이즈에 걸리기 전의 상태로 되돌아가 있는 것을 보았단다. 비슷한 예로, 복권에 당첨되어 행복도가 엄청나게 높아진 사람도 얼마간 지나면 복권에 당첨되기 전의 상태로 되돌아온다는 연구 보고서도 있단다.

요약하면, 우리가 살아가면서 행복하거나 불행한 순간이 오더라도 몇 시간에서 몇 달이면 처음의 상태로 돌아온다는 거야. 그래서 옛 어른들이 아무리 어려운 일을 만나 불행하더라도 '이 또한 지나가리라'라고 이야기한 거지. 문제는 처음 상태가 사람마다 다르다는 거지. 예를 들어, 행복도를 숫자로 표현하여, 처음의 상태가 50, 가장 행복할 때가 100, 가장 불행한 상태가 0이라고 가정한다면, 50에서 100이나 0이 되더라도 시간이 지나면 다시 50으로 돌아온다는 거야. 그런데 처음 상태가 50인 사람도 있고, 40인 사람도 있고, 70인 사람도 있는데, 이 값은 유전으로 결정된다는 거야. 결국 유전적으로 처음 상태가 높은 사람은 평생 행복하게 살 수 있지만, 처음 상태가 낮은 사람은 평생 불행 속에서 살 수밖에 없다는 논리지.

어느 정도 일리 있는 이야기 같네요. 제 주변엔 가난하지만 천성적으로 행복한 친구가 있는 반면, 반대의 경우도 보았는데, 바로 유전적인 원인이었군요. 그럼, 환경적 요인은 무엇인가요?

환경적 요인은 네가 살아가고 있는 사회적 환경으로 다음과 같은 요인이란다.

· 부패가 없는 사회일수록 행복하다.
· 경쟁이 없는 사회일수록 행복하다.
· 서로 신뢰할 수 있는 사회일수록 행복하다.
· 빈부 격차가 적은 사회일수록 행복하다.
· 성에 대해 자유로울수록 행복하다.

위의 공통점은 당연히 생존과 번식에 유리한 환경이라는 것이지. 덴마크를 비롯한 북유럽의 스웨덴, 노르웨이, 핀란드 같은 나라는 교육, 정치, 사회 등 일상의 복지 환경이 비교적 잘 갖춰진 사회인 반면, 우리나라는 위의 어떤 항목도 만족할 만한 것이 별로 없단다. 어쨌든 환경적 요인은 이외에도 많겠지만, 생략하자.

그럼, 개인적 요인은 무엇인가요?

개인적 요인은 개인의 노력 여하에 따라 달라질 수 있는 요인이란다. 이런 개인적 요인은 여러 가지가 있겠지만, 대부분의 경우 ① 돈, ② 사람, ③ 건강 등 3가지를 꼽는단다. 그런데 이

3가지가 많을수록 행복하다는 것은, 이 3가지가 많을수록 생존과 번식에 유리하다는 이야기겠지. 그럼, 각각의 요소가 행복에 어떤 영향을 주는지 하나씩 살펴보자.

먼저, 돈과 행복의 관계부터 한번 살펴보자. '돈으로 행복을 살 수 없다.'고 하지만, 학자들의 연구에 의하면, 소득과 행복이 비례한다고 한단다. 사실 이 이야기는 너무나 당연하단다. 왜냐하면 생존과 번식에 유리할수록 행복하다고 한다면, 돈이 많을수록 생존과 번식에 유리하니까 당연히 소득과 행복은 비례하겠지. 하지만 반드시 그렇지 만도 않다는 것도 알아야 한단다. 영국의 경제학자이자 런던정치경제대학 교수인 리처드 레이어드가 지은 책, 『행복의 함정』을 보면, 국민소득이 2만 달러(약 2천만 원, 4인 가족의 경우 8천만 원)를 넘으면 소득과 행복의 상관관계는 크지 않다고 한다. 국민소득이 연 2만 달러면, 인간이 생존에 필요한 의식주가 대부분 해결되기 때문이지.

요약하면, 돈과 행복이 어느 정도까지는 비례하지만, 돈이 엄청나게 많다고 엄청나게 행복해지는 것은 아니란다. 미국의 유명 영화배우 짐 캐리가 이런 말을 했단다.

"저는 모든 사람들이 부자가 되어보고 유명해져 봤으면 좋겠습니다. 그래야 그게 답이 아니었다는 것을 깨달을 테니까요.(I wish everyone could be rich and famous, so they would know that it is not the answer.)"

다음으로, 주변 사람과의 관계도 행복을 결정짓는 중요한 요인이란다. 가족이나 친척, 친한 친구들과 함께 모여 회식, 잔치, 파티, 축제 등을 하면 행복감을 느끼는 것을 경험해 보았겠지.

왜 여러 사람과 함께 하면 행복한가요?

원시 시대부터 모든 인간들은 혼자 있을 때보다 여럿이 함께 있으면, 적이나 맹수로부터 안전했고 그것이 생존에 유리했기 때문이란다. 또한 사냥이나 농사를 지을 때 여러 명이 있으면 훨씬 효율적으로 일할 수 있고 짝짓기도 유리하기 때문에, 여럿이 함께 있을 때 행복함을 느끼는 사람만이 살아남았다고 보면 되겠지. 유전적인 측면에서 보면, 혼자 있을 때보다 여럿이 같이 있을 때 행복감을 느끼는 유전자를 가진 사람들이 생존과 번식에 유리하기 때문에, 여럿이 있으면 행복한 유전자를 가진 사람이 살아남은 거야. 반대로 혼자 있는 인간은 외로움을 느끼게 되고 불행해질 가능성이 훨씬 높단다.

여러 사람 중에서도 특히, 좋은 사람을 만나 사랑에 빠진다면, 인생에서 가장 행복한 시기를 만날 수 있단다. 이 또한 번식에 유리한 상황이기 때문이지. 박경리의 소설 『토지』를 읽어보면,

우리나라 속담에 '남자는 늙어도 짚 한단 들 힘만 있으면 계집질한다.'는 이야기가 종종 나오는데, 동물은 번식 욕구를 충족할 때가 가장 행복하기 때문이란다.

그렇다면 남자와 달리 여자가 바람을 덜 피우는 이유는 무엇인가요?

과학자들의 연구에 따르면, 수컷은 자기 유전자를 퍼트리기 위해, 최대한 여러 명과 짝짓기하려는 전략을 쓰고 있다고 한다. 그래서 '남자는 늙어도 짚 한단 들 힘만 있으면 계집질한다.'는 속담이 생긴 것이지.

암컷은 크게 두 가지 유전자로 나누어진단다. 첫 번째 유전자는 수컷과 마찬가지로 최대한 여러 명과 짝짓기 하는 전략을 가지고 있지. 즉 남자와 마찬가지로 바람피우는 여자도 있단다. 두 번째 유전자는 아주 신중하게 수컷을 골라 짝짓기 하는 전략을 가지고 있단다. 수컷은 매일 짝짓기가 가능하지만, 암컷은 임신하는 몇 개월 동안은 번식이 불가능하기 때문에, 가급적 우수한 유전자를 가진 수컷을 골라 짝짓기하려는 것이지. 물론 수컷 중에서도 소수는 이런 전략을 가진 유전자가 있기는 하단다. 이중 어떤 유전자가 더 낫다고는 할 수 없는 것이, 두 가지 유전자가 지금까지 모두 살아남았기 때문이야.

남자들은 대부분 바람피운다고 이야기하는데, 사실 그렇지 않은 남자가 훨씬 많지 않나요?

물론 바람피우지 않는 남자가 훨씬 많겠지. 하지만, 바람피우지 않는 이유는 본능이 교육이나 사회 관습, 법 등에 의해 제약 받기 때문인 것뿐이란다. 이런 사실을 정확하게 간파한 사람이 바로 정신분석학자 프로이트이다. 프로이트는 인간을 본능과 그를 억압하려는 사회적 체제 사이에서 항상 고민하는 갈등적 존재로 보았지.

이제 마지막으로, 건강에 대해 이야기해보자. 건강하면 생존과 번식에 유리하다는 것은 더 이상 설명할 필요가 없고, 따라서 건강하면 행복하다는 것은 당연한 이야기이지. 그런데 행복을 결정하는 여러 가지 요인 중, 건강이 가장 중요하단다.

행복에 영향을 미치는 요인이 꽤 많은 데, 왜 건강이 행복에 가장 중요하다는 건가요?

유전적 요인과 환경적 요인은, 내가 노력해서 바꿀 수 있는 것이 아니잖니. 그러니 아무리 유전적 요인과 환경적 요인이 중요하다고 해도 아무 의미가 없단다.(앞으로 펼쳐질 이야기에도, 유전적 요인과 환경적 요인을 어떻게 하면 바꿀 수 있을지는 이야기하지 않을 거야. 이런 요인은 과학자나 정치가들이 바꾸어야 하기 때문이란다. 예를 들어, 우리 사회를 경쟁이 없는 사회로 바꾸려면 나 자신의 노력만으로는 불가능하겠지?) 하지만, 개인적 요인은 내가 노력해서 바꿀 수 있단다. 즉, 내가 스스로 노력하면 행복해질 수 있다는 이야기이지.

그럼, 개인적 요인인 돈, 사람, 건강 중, 건강이 가장 중요한 이유가 뭔가요?

돈, 사람, 건강 중, 먼저 돈과 건강을 비교해 보자. 만약 너에게 돈을 무한대로 줄 터이니, 건강과 바꾸자면 바꾸겠니? 돈이 아무리 많아도 건강을 잃고 하루 종일 걷지도 못한 채 침대에 누워 지낸다면 과연 행복할까? 실제로 우리나라 최고 부자가 몇 년 동안 병상에 누워 식물인간으로 지냈는데, 과연 이 사람은 행복했을까?

또, 건강하면 돈을 벌 수 있지만, 돈이 있다고 건강해질 수는 없단다. 돈보다 건강이 중요한 또 다른 이유는, 돈을 버는 것보다 건강하기가 훨씬 쉽다는 거야. 네가 지금 받는 월급을 더 받기 위해 네가 할 수 있는 일은 별로 없지만, 건강해지기 위해서는 운동화만 신고 밖으로 나가 뛰기만 하면 되기 때문이야. 그리고 열심히 일하면 돈을 번다고 하지만, **열심히 일하려면 건강해야겠지.** **"건강하면 무엇이라도 할 수 있지만, 건강하지 않으면 무엇을 하더라도 힘들다."**는 이야기에 너도 동의할 수밖에 없을 거야.

더 나아가, 인간은 번식할 때 가장 행복하다고 하는데, 이때 느끼는 행복감은 건강에 비례하지만, 재산 정도에 비례하지 않는단다. 번식 행위를, 돈 많은 늙은 사람보다, 상대적으로 돈 없는 젊은 사람이 많이 하는 이유도, 젊은 사람이 늙은 사람보다 건강하기 때문이란다.

다음으로 사람과 건강을 비교해 보자.

건강이 나쁘면 가족이나 친구가 아무리 많아도 소용없단다. 건강이 안 좋다면 사람 만나는 것도 귀찮기만 하단다. 아이가 아플 때 부모들은 '아이 대신 아파주고 싶다'는 생각을 대부분 하지. 하지만 아이가 아무리 아파도 대신 아파줄 수는 없잖니. 마찬가지로 내가 아프면 가족이나 친구가 대신 아파줄 수도 없단다.

조깅, 등산, 배드민턴 등 운동애호가였던 고 김영삼 대통령도, 기자가 "왜 그렇게 운동을 열심히 하느냐?"라고 물으니 "머리는 빌릴 수 있어도, 건강은 빌릴 수 없다."고 말했단다. 이 말은 정말 명언이라 지금도 사람들에게 회자되고 있지. 우리가 젊었을 때는 대부분 건강하니까 건강의 중요성을 전혀 모르는데, 건강을 잃거나 늙어보면 건강이 얼마나 중요한지 알 수 있단다.

"돈을 잃으면 조금 잃는 것이고, 신용을 잃으면 많이 잃는 것이고, 건강을 잃으면 모든 걸 잃는다."는 속담은 돈, 사람, 건강의 중요성을 하나로 압축해서 보여주는 말이다. 신용을 잃으면 주변 사람과의 관계가 끊어져 사람들을 잃는 것과 마찬가지야. 내가 신용이 없어도 고립되지만, 주변에 신용 없는 사람만 있어도 외로움을 느낄 수밖에 없단다. 참고로, 전문가의 의견에 의하면, 혼자 살거나 사회적으로 고립된 사람은 정신적인 문제로 인한 사망 위험률이 30% 정도 높다고 한다. 따라서 위의 이야기는 "돈을 잃으면 조금 잃는 것이고, 사람을 잃으면 많이 잃는 것이고, 건강을 잃으면 모든 걸 잃는다."로 바꾸어 말할 수 있지. 즉, 돈, 사람, 건강 순으로 중요하다는 셈이지.

전 지금까지 '행복하려면 돈이 가장 중요하다'고 생각했었는데, 돈보다는 사람, 사람보다는 건강이 더 중요하다는 이야기네요.

그래. 사실 너처럼 젊은 사람은 건강하고, 친구가 많기 때문에, 돈이 가장 중요하다고 이야기하는 것도 틀린 말은 아니야. 하지만, 앞에서도 이야기했듯이 돈과 행복도가 반드시 비례하지는 않아.

2021년 일본 후생성에서 조사한 일본의 지역별 행복도를 보면, 소득이 가장 높은 도쿄의 행복도가 가장 낮은 반면, 소득이 가장 낮은 오키나와의 행복도가 가장 높았단다. 비슷한 예가 우리나라에도 있는데, 2020년 전국 7개 광역시 중에서 가장 재산과 소득이 높은 서울의 합계출산율(0.64명)이 가장 낮고, 서울에서도 강남구(0.54명)가 가장 낮은 반면, 합계출산율이 가장 높은 곳은 한반도 맨 남단에 있는 전라남도(1.15명)란다. 행복도와 출산율이 비례한다고 보면, 일본과 한국이 똑같은 결과가 나온 셈이지.

지금 우리나라의 1인당 국민소득이 3만 달러가 넘지만, 1960년대에는 83달러였어. 그런데 행복의 척도라고 할 수 있는 자살률을 보면 1960년대에는 아주 낮았지만, 지금은 우리나라가 세계 1위를 달리고 있지. 또한 우리나라의 출산율도 1960년대에는 5명이었는데 지금은 1명도 못 미치는 세계 최하위란다. 이런 사실을 근거로 보면, 우리나라의 행복도는, 지금보다 못 먹고 못 살았던 1960년대가 높다고 할 수 있지.

그렇다면 그 원인이 무엇일까? 이것은 개인적인 생각인데,

1960년대 사람이 현대인보다 돈은 없었지만, 건강은 훨씬 좋았기 때문 아닐까? 건강이 좋아지면, 스트레스가 사라지고, 스트레스와 함께 불면증, 우울증, 불안감, 좌절감 등이 사라지는 것을 나는 경험했기 때문이야. 우울증은 자살하게 하는 직접적인 원인인데, 운동하면 우울증이 점점 사라진단다. 또 경쟁이 심해서 스트레스가 생기고, 따라서 미래가 불안하면 동물들은 본능적으로 번식을 꺼린단다. 우리나라 출산율이 세계에서 가장 낮은 것이 바로 이런 이유 때문 아닐까?

옛날 사람들이 건강했다면, 왜 수명은 지금보다 짧았나요?

좋은 질문이다. 내가 초등학교 때만 하더라도 환갑(60살)을 넘기는 사람이 별로 없었단다. 하지만 요즘 사람은, 심각한 질병에만 걸리지 않으면 60살이 아니라 90살 넘게 산다는 것은 누구나 다 아는 사실이지. '100세 시대'라는 이야기가 왜 나왔겠니?

그러면, 옛날 사람들이 훨씬 건강함에도 불구하고 왜 수명은 짧았을까? 옛날에는 자잘한 병에 걸려도 쉽게 죽는 경우가 많았단다. 예를 들어, 조선 시대에 곤장을 맞으면, 맞은 상처가 곪아 종기가 생기는데, 부패하기 쉬운 여름에는 종기가 덧나서, 10명에 8명은 죽었단다. 지금 같으면 며칠 동안 상처에 소독약만 발라주면 낫기 때문에 상처가 곪아서 죽는 사람은 없단다.

1960년대까지만 해도, 종기, 고름, 고약이란 단어를 일상에서 자주 사용했지만, 언젠가부터 나도 이런 단어를 듣거나 보지 못했단다. 깨끗이 씻기만 해도 상처에 종기가 생기지 않는 데도, 예전에는 종기나 고름이 일상이었다는 이야기는, 몸을 깨끗이 씻지 않았다는 증거이기도 하다.

또, 미국의 소설가 오 헨리(1862~1910)의 단편 소설 중 『마지막 잎새』는 여주인공이 폐렴에 걸려서 삶에 대한 희망을 잃고, 창문 너머로 보이는 담쟁이덩굴잎이 다 떨어질 때 자기 생명도 끝난다고 생각하는 이야기인데, 당시에는 폐렴에 걸려도 몸이 약하면 죽었단다. 하지만 지금은 항생제 주사 한 방만 맞으면 깨끗이 나을 수 있단다.

크리스마스실(Christmas Seal: 결핵 퇴치 기금을 모으기 위해서 성탄절 전후에 발행하는 착한 우표)을 지금도 파는지 모르겠지만, 결핵도 항생제로 치료가 된단다. 결핵은 인류 역사상 가장 많은 생명을 앗아간 질병이었다는 것을 참고하기 바란다.

칫솔이나 치약이 없었던 예전에는 나이 들면 치아가 거의 다 빠지고 없었는데, 치아가 없으면 음식을 씹을 수 없어서 죽을 먹게 되고, 죽만 먹으면 영양소 결핍으로 오래 살 수 없었다. 지금은 치아가 없으면 틀니나 임플란트로 대체할 수 있단다.

또한 비누의 발명으로 인간의 평균 수명이 20세 정도 늘어났다는 이야기도 있단다.

내가 초등학교에 다니던 1960년대만 하더라도 수도가 완전히 보급되지 않아 이질이나 장티푸스와 같은 수인성 전염병과

기생충에 감염되거나, 목욕을 자주 하지 못해 몸이나 머리에 벼룩이나 이가 살았단다.

결론적으로 요즘의 **현대인이 더 오래 사는 이유는, 건강해서가 아니라 의학과 위생이 발달했기 때문**이라고 볼 수 있지. 또, 지금은 음식이 충분해 영양 결핍이 없는 것도 요인이란다. 하지만, 옛사람들이 모두 일찍 죽었던 것은 아니야. 고구려의 장수왕은 98세까지 살았단다. 아마도 이분은 아주 운이 좋게도 병에 걸리지 않았기 때문이겠지. 하지만 **오래 사는 것이 중요한 것이 아니라, 건강하게 사는 것이 중요**하단다. 예를 들어, 나이 50살부터 침대에 누워 50년을 더 사는 게 좋겠니? 건강하게 10년을 더 사는 게 좋겠니? 나라면 침대에 누워 50년을 사느니 차라리 죽는 게 나을 것 같아.

마지막으로, 『달라이 라마의 행복론』에 대해 조금 더 이야기해 보자. 이 책에서는, 개인적인 행복도가 태어날 때 유전적으로 정해지지만, 노력으로 이 상태를 높일 수가 있다고 이야기한단다. 그리고 그 노력은 마음 수행이라고 이야기하지.

마음 수행이 뭔가요?

마음 수행은, 명상을 통해 긍정적인 생각(친절, 자비, 관용)을 키우고, 부정적인 생각(분노, 증오, 탐욕 등)을 물리치는 일이란다. 즉 마음을 변화시켜 세상을 바라보는 시각과 태도를 바꾸면 행복할 수 있다는 것이지. 마음을 바꾸면 행복해질 수 있다는 이야기는 사실 특별한 것이 없단다. 노벨문학상을 탄 영국의 문학가 버나드 쇼(Bernard Shaw: 1856~1950)는 이런 말을 했단다.

"술이 반병이 남았을 때, '벌써 반이나 먹었네.'라고 말하는 사람은 비관론자이고, '아직도 반이나 남았네.'라고 말하는 사람은 낙관론자이다."

똑같은 상황에서 마음을 어떻게 먹느냐에 따라 행복할 수도, 불행할 수도 있다는 이야기지. 비관론자는 먹을 것이 줄어들었으니 향후 생존 가능성이 줄어서 불행하고, 낙관론자는 먹을 것이 아직도 남아 있으니 향후 생존 가능성도 남아 있어 행복하다는 것이지. 마찬가지로, 자신을 둘러싼 세상은 똑같지만, 긍정적인 생각을 하는 사람은 세상이 생존에 유리하다고 생각하고, 부정적인 생각을 하는 사람은 세상이 생존에 불리하다고 생각하는 것이지.

그럼, 긍정적인 생각을 키우고, 부정적인 생각을 물리치는 명상은 어떻게 하나요?

명상법에 대해서는 달라이 라마의 이야기를 인용해보자.

"만일 당신이 자기 생각의 과정을 관찰해보면 한 생각에 이어 다른 생각이 연속적으로 일어나는 것을 관찰할 수 있습니다. 수행이라는 것은 그 과도기적인 시간을 끄집어내서 한 생각이 일어났다가 사라지고, 다른 생각이 일어나는 사이의 간격을 알아차리는 것입니다.

그것은 특정한 수행의 개발을 통해 이루어질 수 있고, 카규파와 겔룩파의 마하무드라의 가르침에서도 발견됩니다. 거기에 우리는 의식의 현 순간에 온전히 집중하는 능력을 개발합니다.

이것은 의식적으로, 기억이나 회상과 같은 생각을 뒤돌아보면 쫓아가는 것을 삼가는 것입니다. 그리고 마음이 미래의 경험을 미리 쫓아가는 것이나 미래를 향해서 가는 생각 같은 것도 삼가는 것입니다. 즉 생각이 뒤를 돌아보면 과거를 향하는 것과, 예상과 바람을 통해서 미래를 바라보는 것 둘 다를 삼가고 오로지 현재의 순간에 머물러 있는 것입니다."

무슨 뜻인지 알 듯 모를 듯하네요.

그래. 솔직히 나도 잘 모르겠다. 명상을 하면 행복해지는지의 효과 여부를 떠나, 올바른 명상을 하는 것이 굉장히 어렵게 느껴지는 것은 나뿐만일까. 하지만, 운동은 아주 쉽다. 누구나 운동화만 신고 나가 걷거나 뛰기만 하면 되니까. 그리고 내 개인적인 경험으로는 운동만 하면 건강해지고, 건강하면 행복할 수 있다고 확신한다. "건강할수록 인생의 무게는 가벼워진다."는 말도 있단다.

4장

건강의 3대 요소

운동 - 음식 - 수면

1. 운동

행복해지려면 건강해야 한다고 하는데, 어떻게 하면 건강할 수 있나요?

TV에 나오는 건강 프로그램만 봐도 쉽게 알 수 있단다. TV에 출연하는 의사들의 말에 따르면, 건강하기 위해서는 흔히 ① 운동, ② 음식, ③ 수면이 가장 중요하다고 이야기하지. 즉, 규칙적인 운동과 올바른 식습관, 충분히 잔다면 누구나 건강해질 수가 있단다. 너는 이 3가지를 잘 지키고 있니?

흠. 전혀요. 운동은 하지 않고, 햄버거나 아이스크림을 좋아하고, TV를 보거나 컴퓨터를 하느라고 항상 잠이 모자라죠.

그렇다면 너는 절대로 건강할 수 없단다. 그런데 이런 문제가 비단 너만 그런 것이 아니라, 현대를 살아가는 대부분의 사람이 그렇단다. 내가 다니는 헬스장 트레이너가 이런 말을 한 적이 있었지.

"현재 당신의 몸 상태는, 지금까지 당신이 살아온 결과물입니다."

내가 이 말을 처음 들었을 때의 충격을 잊을 수 없단다. 참으로 단순하고도 자명한 진리였기 때문이었지. 현재의 내 몸 상태는, 내가 평소 얼마나 운동했는지, 내가 어떤 음식을 먹었는지, 내가 얼마나 충분히 잤는지를 모두 이야기해 주는 성적표와 같은 것이지.

흡사 학기 말 성적표를 받아보면, 내가 학기 동안 얼마나 열심히 공부했는지 알 수 있는 것과 같은 원리지. 예전에는, 길에서 힘없이 구부정하게 길을 걸어가는 사람을 보면, 그냥 몸이 약해서 그러려니 하고 생각했는데, 이제는 생각이 완전히 바뀌었단다. 성적표가 좋지 않은 사람은 평소 공부하지 않았기 때문이듯이, 이런 분들은 평소에 운동하지 않았기 때문일 뿐이라고 생각하게 되었단다. 며칠 전 TV에서 에어로빅 강사를 하는 85세 할머니를 본 적이 있는데, 이분은 과연 태어났을 때부터 건강했을까? 동네 공원에 가보면, 중풍으로 걸음을 이상하게 걷는 할아버지도 있는데, 이분도 태어날 때부터 그랬을까? 좀 잔인하고 안타까운 표현이지만, 에어로빅 강사를 하는 할머니나 중풍으로 제대로 걷지 못하는 할아버지나 어쩌면 자신이 살아온 결과물이고 성적표일 수 있다는 점이란다. 만약 네가 몸에 이상이 있거나 건강하지 못하다면, 그것이 네 탓일 가능성이 크다는 것을 인정해야 할지도 모르지.

네. 무슨 뜻인지 이해할 것 같네요. 그럼 건강하다는 것은 무엇인가요?

좁은 의미의 건강이란 병이 없는 상태를 말한단다. 반면 넓은 의미의 건강이란 병이나 허약한 상태가 아닐 뿐만 아니라 육체적, 정신적으로 아주 좋은 상태를 말한단다. 간단히 말하면 체력이 좋은 것을 의미하고 내가 말하고자 하는 건강은 넓은 의미의 건강을 말하지.

건강이라면 보통 육체적인 건강한 것을 생각하게 되는데, 정신은 어떻게 건강해질 수 있나요?

고대 로마의 시인 유베날리스(Juvenalis)는 "건전한 육체에 건전한 정신이 깃든다"고 말했다. 물론 여기서 말하는 건전한 정신이란 윤리적이나 도덕적으로 건강한 것이 아니라, 정신적인 기능(기억력이나 이해력, 판단력, 집중력 등)의 건강을 말한단다. 뇌는 정신적인 기능을 담당하지만 육체의 일부지. 따라서 육체가 건강하면 뇌도 건강하고, 뇌가 건강하면 뇌의 기능이 잘 작동이 되겠지. 따라서 육체적 건강과 정신적 건강을 따로 분리할 필요가 없단다.

이제 본론으로 들어가 보자. 인간을 비롯한 동물들은 계속해서 움직여야 하는 존재란다. 실제로 동물(動物)이란 단어 자체가 '움직이는(動) 물체(物)'라는 뜻이지. 『코스모스(Cosmos)』라는 저서로 유명한 미국의 천문학자 칼 세이건(Carl Sagan)은 '인간은 천만년 동안 지구에서 빙링 생활을 하다가 정착 생활을 한 것은 1만 년이 채 안 되었다. 인간의 DNA는 99.9%가 방랑으로 되어 있다'고 했지. 다시 말해, 인간은 계속해서 움직이거나 육체적 노동을 하도록 진화되어 왔단다.

그럼, 왜 계속해서 움직여야 할까? 이 질문을 다른 각도로 해보자. 움직임을 좋아하는 유전자를 가진 자식과 움직임을 싫어하는 유전자를 가진 자식이 태어났다면, 누가 더 살아남을 확률이 높을까? 그리고 그 이유는 무엇일까?

당연히 움직임을 좋아하는 유전자를 가진 자식이 살아남을 확률이 높겠지요. 그리고 그 이유는 이런 유전자를 가진 동물이 생존을 위해 먹이를 찾거나, 번식을 위한 짝을 찾을 수 있는 확률이 크기 때문이고요.

그래. 네 말이 맞다. 동물은 기본적으로 생존하기 위해 먹이를 구해야 하는데, 먹이를 구하려면 움직이지 않으면 안 된단다. 인간은 현대 사회를 제외하면, 대부분 음식이 부족한 환경에서 살아왔단다. 따라서 인간의 몸은 먹이를 구하기 위해 움직이도록 진화되어 왔단다. 움직이지 않는 식물은 뇌가 없는 반면, 복잡한 움직임을 하는 동물일수록 뇌가 발달한 사실만 보더라도, 인간은 움직이도록 진화되었다는 것을 알 수 있단다.

잠깐! 지금부터 말하는 '운동'이라는 것은 헬스장에 가거나 수영장에 가서 하는 그런 것뿐만 아니라, 그냥 이리저리 몸을 움직이는 모든 신체활동을 말한단다. 속된 말로 '사부작사부작'하면서 움직이는 것을 포함해 일상생활에서 설거지를 하거나 집안 청소하는 것도 신체활동이라는 거지. 세계보건기구(WHO)에 따르면 설거지, 청소, 정리 등 집안일도 훌륭한 신체활동이란다. 헬스장에서 1시간 운동만 하는 것보다 집안일로 하루 종일 몸을 움직이는 것이 건강에 더 좋단다.

그런데 저는 움직이거나 운동을 싫어하는데 그렇다면 저는 유전자에 문제가 있는 돌연변이인가요?

그렇지는 않단다. 너뿐만 아니라 대부분의 사람은 움직이는 것을 싫어한단다. 그렇다면 왜 모든 동물은 움직여야 할 유전자를 가졌음에도 불구하고, 움직이는 것을 싫어할까? 움직이는 목적이 생존과 번식을 위함이라고 했는데, 어느 정도 이런 목적이 달성되면, 몸속 에너지를 최대한 아껴 두어야 하는데, 그러려면 움직이지 않는 것이 좋겠지. 사자가 사냥할 때는 빠르게 달려 나가지만, 배가 부르면 옆에 사슴이 지나가도 미동도 하지 않는 이유가, 다음번 사냥을 위해 에너지를 최대한 아끼기 위함이란다. 즉, 생존과 번식이 필요한 상황에 처하면 움직이려고 하지만, 생존과 번식이 해결되면 움직이지 않으려고 한단다.

요약하면 인간은 움직임을 최소화하는 동시에, 움직여야만 생존과 번식을 할 수 있도록 진화되었기 때문에, 인간의 유전자 속에는 두 가지가 공존하도록 프로그래밍되어 있던다.

인간이 정착 생활을 한 1만 년 중에서도 최근 100년 사이에 문명이 발달하면서 기계, 자동차, 가전제품 등이 인간의 노동을 대신하면서 새로운 문제가 생기기 시작했단다. 다시 말해, 매일 움직여야만 살 수 있도록 진화된 인간이 하루 종일 책상에 앉아만 있어도 먹고 살 수 있게 됨으로써 건강에 문제가 생기기 시작했지. 옛날에는 어린아이 때부터 농사를 돕거나 일을 해야 했단다. 그런데 지금은 학교와 학원만 오가면 된단다. 또, 하루 종일 사무실에 앉아서 컴퓨터를 쳐다보며 손가락만 움직이면 먹을 것을 해결하기 때문에 굳이 움직일 필요가 없단다. 움직일 필요가 없게 된 현대사회는 건강한 사람이 점차 줄어들고, 이에 비례해서 건강하지 않은 사람이 늘고 있지.

바보 같은 질문 같은데, 운동하면 왜 건강해지나요?

운동하면 건강해지는 이유를 이야기하기 전에, 건강한 상태란 어떤 것인지부터 살펴보자. 우리 몸은 여러 기관으로 구성되어 있잖니. 소화기관, 호흡기관, 배설기관, 신경계 등이 그러한 예이고. 우리 몸이 건강하다는 것은 이러한 기관들이 자기 일을 정상적으로 수행하는 상태를 말한단다. 예를 들어 허파가 정상적으로 작동을 하면 허파가 건강한 것이지.

우리의 몸은 60조 개의 세포로 이루어져 있는데, 각각의 기관이 건강하려면 각각의 기관을 이루는 세포가 건강하면 된단다. 세포를 사람에게 비유해 볼까. 사람이 활동하려면 뭔가를 먹어야겠지? 아무것도 먹지 않으면 일을 할 수 없을 테고. 제대로 된 식사와 적당한 휴식만 한다면, 스스로 치유 능력이 있기 때문에 병이 낫겠지. 때에 따라 약도 먹어야 하겠고. 세포도 마찬가지란다. 세포가 활동하려면 영양분과 산소가 필요하단다. 또 병든 세포나 외부의 침입을 막기 위해서는 호르몬이나 면역체가 필요하단다. 그런데 우리의 몸에는 혈액이 순환하면서 이 모든 것을 세포에 공급한단다.

그렇다면 혈액 순환이 가장 중요하다는 이야기네요.

그래. 피를 너무 흘리면, 세포에 영양분과 산소가 공급되지 않고, 그러면 세포는 죽게 되고, 모든 세포가 죽으면 사람도 죽는 거지. 만약 발가락으로 가는 혈관이 막히면 어떻게 될까? 발가락 세포가 모두 죽겠지. 그럼, 발가락이 썩게 되는 거야. 눈으로 가는 혈관이 막히면 실명을 하게 되지. 실제로 당뇨병에 걸리는 사람은 모세 혈관이 막혀 결국 손발이 썩거나 실명을 한단다. 만약 뇌 속 혈관이 막히면, 뇌세포가 죽게 되고, 뇌가 제대로 작동하지 않으면 손발을 움직일 수 없거나 치매가 걸리게 되지. 이렇듯 **혈액 순환은 매우 중요하고 사람의 건강은 물론 생사를 결정**하지. 그래서 고대 사람들은 피와 생명을 동일시하였단다. 실제로 건강을 이야기할 때 가장 많이 등장하는 이야기가 혈당과 혈압인데, 이 두 가지가 모두 혈액 순환과 관련된 단어란다. 또, **혈당과 혈압이 정상이면 건강하고**, 혈당과 혈압이 비정상이면 건강하지 않단다. 예를 들어, 젊은 사람들은 대다수가 혈당과 혈압이 정상이지만, 노인이 되면 대다수가 혈당과 혈압이 비정상이지. 혈당과 혈압에 대해서는 뒤에서 자세하게 나누도록 하자.

그런데 운동과 혈액 순환은 어떤 관계가 있나요?

운동하면 심장이 빨리 뛰면서, 온몸에 혈액이 많이 공급된다. 인간이나 동물은 환경에 잘 적응하도록 진화되었기 때문에, 지속해서 운동하면, 그런 상황에 적응하여 심장이 점점 튼튼해진단다. 운동으로 심장이 튼튼해지면 운동을 하지 않을 때도 혈액 순환이 잘 된다. 따라서 혈액 순환을 위한 가장 좋은 방법이 바로 운동인 것이지.

요약하면, **운동은 허파와 심장을 튼튼하게 해주고, 허파와 심장이 튼튼해지면 산소와 영양분이 세포에 잘 공급되어, 세포가**

건강해지고 우리 몸이 건강해진단다. 통계에 의하면, 우리나라 사람은 OECD 회원국 중에서 운동량이 가장 적은 나라로 나오거든. 운동하면 건강해지고, 건강하면 행복해진다는 말이 사실이라면, 우리나라는 가장 불행한 나라라는 결론에 도달한단다.

그러면 우리나라 사람은 왜 운동과 친하지 않은가요?

나는 우리나라 사람들이 운동과 친하지 않은 이유가 우리 문화와 깊이 관련되어 있다고 본단다. 소위 육체노동 직업을 천한 직업으로 생각하고, 육체노동 하지 않는 직업을 좋은 직업으로 보는 유교 문화에서 비롯되었다고 보는 거지. 조선 시대 계급제도를 보면, 양반은 육체노동을 하지 않고, 하인들이 주로 육체노동을 전담했기 때문에 몸을 움직이는 일을 천대한 거지.

구한말 의료 선교사이자 세브란스 7대 병원장을 지낸 더글라스 에비슨(1893~1952)이 쓴 책 『구한말 40여 년의 풍경』을 보면, 덕수궁에서 테니스 경기를 하는 서양인들을 보고 고종 황제가, "그처럼 힘든 일을 왜 하인에게 시키지 않는가?"라고 말한 사실만 봐도 알 수 있단다.

학교나 부모들이 아이들에게 공부를 죽기 살기로 시키는 이유도, 공부 잘하면 사회에 나가서 편안한 사무실에 앉아 정신노동을 하고, 공부 못하면 밖에서 육체노동을 한다는 생각이 바탕에 깔려있지. 한마디로 한국 사회는 높은 자리에 올라가면 육체적 노동을 하지 않는 문화인데, 이런 문화가 바뀌지 않는 한 절대로 행복해질 수 없단다. 이 문화는 우리나라에만 있는 것은 아니란다. 유교 문화의 원조였던 옛 중국 황실의 여자들은 손톱을 아주 길게 길렀는데, 손톱이 길면 일을 할 수 없기 때문에, 자신이 육체노동을 하지 않는 높은 자리에 있다는 것을 과시하기 위함이었단다.

육체노동이나 움직이기 싫어하는 문화를 가장 잘 엿볼 수 있는 것이 우리나라의 배달 문화란다. 식당까지 가기에도 귀찮아 음식 배달이 세계에서 가장 발달하였고, 쇼핑도 귀찮아 집에서 TV나 인터넷으로 하는 온라인 쇼핑도 세계 1위이란다. 세계에서 최초로 당일 배송을 했던 나라도 우리나라란다. 결국 이런 배달 문화도 운동 부족과 비만의 원인에 일조하고 있단다.

더욱이, 우리나라 사람이 좋아하는(?) 정신노동은 스트레스를 유발하고 건강을 악화시키는 주범이기도 하단다. 개인적인 생각이지만, 우리나라 출산율이 세계에서 가장 낮은 이유 중 하나가 운동을 하지 않기 때문이라고 나는 생각한단다.

운동과 출산율이 무슨 관계가 있나요?

사람이나 동물은 번식(임신과 출산)을 위해서는 엄청난 체력이 요구되지. 임신하면 몸무게가 11~16kg 정도 늘어나는데, 이렇게 무거운 몸으로 살아가려면 체력은 필수이고, 바로 누워 잠도 자기 힘들지. 또, 임신 중에는 계속 2인분을 먹어야 하고, 아이를 낳고 난 뒤 몇 달 동안 아기 때문에 잠자기도 힘들단다. 번식 행위가 일생에서 가장 체력이 좋은 젊은 시절에 이루어지는 것만 봐도 얼마나 힘든지 알 수 있단다.

2023년 국민건강보험공단, 건강보험심사평가원 조사에 따르면, 지난 2014년 자연분만이 26만 655명, 제왕절개분만은 16만 4,197명이지만, 2022년에는 자연분만이 9만 5,667명, 제왕절개분만이 15만 912명으로 나타났는데, 지난 10년간 자연분만은 계속 감소하고 제왕절개분만은 유지 또는 늘어나는 추세를 보였단다. 즉 이는 우리나라 임산부의 건강이 얼마나 안 좋은지 알 수 있는 숫자란다. 몸이 건강할수록 출산도 수월하다는 것은 누구나 아는 일이란다. 조남주의 소설 『82년생 김지영』을 보면 "옛날에는 밭매다가 애 낳았어."라는 이야기가 나오는데, 지금 젊은이들은 안 믿겠지만, 예전에는 실제로 그런 일이 많았지. 그런데, 예전 사람은 건강이 좋으니까 이런 일이 가능했단다. 지금과 같이, 어릴 때부터 하루 종일 책상에 앉아 공부만 하다가, 취업해서도 하루 종일 책상에서 일하는 사람에게는 절대로 불가능한 이야기지.

그리고 출산율은 여자만 관계되는 것이 아니란다. 과학자들의 연구에 따르면 최근 40년간 남자의 정자 수가 50% 감소하였고, 특히 2000년 이후로 감소세가 가속화되고 있다고 한다. 그래서 출산을 위해 인공수정이 점차 늘고 있다고 한단다. 과학자들은 감소 원인에 대해 정확하게 알 수 없다고 하는데, 개인적인 생각으로는 운동 부족과 스트레스가 원인이고, 특히 청소년과 청년들이 스마트폰과 인터넷에 빠져 갈수록 육체적인 활동이 줄어들기 때문이라고 생각한다.

참고로, 통계청이 발표한 〈2013년 출생 통계〉 결과에 따르면 쌍둥이는 1민 4친여 명으로 전체 출생아의 3%를 차지했는데, 전체 출생아의 1%를 차지하던 1991년과 비교했을 때는 3배 가까이 늘어났단다. 전문가들은 최근 쌍둥이가 증가하는 이유에 대해 인공 수정이 늘어났기 때문이라고 한다.

옛날에는 헬스장이나 수영장과 같은 운동 시설도 거의 없었을 텐데, 어떻게 운동을 많이 했다는 거죠?

옛날에는 생활 자체가 운동이었지. 가령, 냉장고가 없기 때문에 매일 장까지 걸어가서 음식 재료를 사 왔단다. 전기밥솥이나 가스레인지가 없었던 시절에는 끼니마다 아궁이에 불을 때 가마솥에서 밥과 반찬을 만들었고, 보일러가 없었기 때문에 난방을 위해 산에서 나무를 해와 불을 땠었지. 또한 수도가 없어서 우물에서 물을 길어와야 했고, 세탁기도 없었기 때문에 일일이 손빨래를 했단다. 옷을 만들려고 해도 누에나 목화를 키워 실을 뽑아 베틀로 베를 짜야 했단다. 또, 버스나 지하철도 없어서 웬만해선 어디든 걸어 다녔단다.

음식을 구하기 위한 육체노동은 차치하고도, 기본적으로 먹고 입기 위한 육체적 노동만 하더라도 현대인들이 보면 엄청난 운동량이지. 이렇게 단련된(?) 육체가 있었기 때문에 '옛날에는 밭매다가 애 낳았어.'라는 말이 생긴 거야.

덧붙여, 불편한 진실 하나만 더 이야기해 보자. 식욕은 생존에 필수적인 요소이고, 색욕은 번식에 필수적인 요소라는 것은 이제 너도 알겠지. 그런데 건강할수록(운동을 많이 할수록) 식욕과 색욕이 모두 커진단다. 그래서 어떤 사람은 '색욕은 식욕에 비례한다.'고 말하지. 그런데, 번식하려면 이성을 사랑해야 한다. 사랑은 고귀한 단어처럼 들리고, 색욕은 천한 말처럼 들리지만, 색욕과 사랑은 크게 다르지 않단다. 사랑하면 눈이 먼다고 하는데, 색욕에 사로잡혀도 눈이 먼단다.
바바리맨이었던 현직 고등 검사장이나, 성추행으로 세상을 등진 여성 인권 변호사나 모두 눈이 멀었기 때문 아닐까. 눈이 멀어서 하는 행동이, 사회가 용인하는 범위 안에 있으면 사랑이라고 부르고, 사회가 용인하는 범위 밖이면 변태나 불륜이라고 부르는 것뿐이란다. 생존의 최고 목적인 번식을 달성하기 위해서는, 눈이 멀어야만 가능성이 커진단다. 유전학적으로 말하면, 번식의 순간에 눈이 멀어지는 사람만이 지금까지 살아남은 거란다.

요약하면, 건강하면(운동량이 많으면) 식욕과 색욕이 커지고,

사랑도 하고, 따라서 번식도 잘 할 수 있지 않을까. **열심히 움직이거나 운동하는 건강한 사람일수록 활발한 번식(결혼과 출산) 활동을 할 확률이 커진다**는 말이 성립되는 셈이지.

앞서 세계에서 가장 행복한 나라 중 하나가 유럽의 덴마크라고 하였는데, 덴마크 사람들은 운동을 많이 하나요?

덴마크 사람들이 운동을 많이 하는지는 사실 나도 정확하게는 알 수는 없단다. 다만 덴마크에는 자전거 수가 덴마크 인구수보다 많고, 자전거 전용도로가 12,000km(서울-부산 간 거리가 400km)쯤 된다고 들었다. 또 자전거로 통근이나 통학하는 수가 약 50%에 달하고, 1인당 자전거 이용 거리는 연간 936km로 세계 최대란다.

2. 음식

'행복하려면 운동을 하라'고 하는데, 저는 맛있는 음식을 먹을 때가 가장 행복한 것 같아요.

그래. 대부분의 사람은 먹을 때 가장 행복해하는 것이 사실이다. 먹는 것은 생존과 직결되기 때문이지. 복권에 당첨되어 벼락부자가 되거나, 선거에 이겨 대통령이 되어도, 먹지 않으면 생존할 수 없단다. 따라서 '생존=먹는 것'이라는 등식이 성립되지. 재미있는 사실은, 음식을 먹을 때만 행복한 것이 아니라, 음식을 구할 때에도 행복감을 느낀단다. 예를 들어, 사냥이나 낚시, 채집 같은 행위를 좋아하는 이유도 이런 행위를 통해 음식을 구할 수 있기 때문이란다. 요즘 TV 프로그램을 보면 유명 연예인들이 국내나 해외 여행지를 찾아가서 캠핑하며 갖가지 음식을 구해서 먹거나 준비하는 과정만 봐도 보는 사람이나 준비하는 모두가 설레고 행복해하는 모습을 볼 수 있잖니. 이것은 번식 행위도 마찬가지란다. 번식 행위 자체도 행복하지만, 번식 행위를 위해 이성을 만나 데이트를 즐기는 것도 행복하단다.

그러면 음식은 우리 몸에서 어떤 역할을 하나요?

인간이 움직이고 생각하는 데는 에너지가 필요하단다. 이 에너지는 음식에 들어 있는 영양소를 통해 만들어지지. 음식에 들어 있는 영양소는 크게 ① 탄수화물, ② 지방, ③ 단백질로 구분할 수 있다는 정도는 이미 학교에서 배워 알 거야. 이중, 탄수화물은 밥, 빵, 국수, 감자, 설탕 등에 들어 있고, 단백질은 생선이나 육류의 살코기, 우유, 두부, 계란 흰자, 치즈 등에 들어 있어. 그리고 지방은 생선이나 육류의 기름 부위, 계란 노른자, 치즈, 참기름, 들기름, 올리브유 등에 들어 있다는 것도 알겠지.

탄수화물, 지방, 단백질 등 3가지 영양소는 어떻게 다르나요?

먼저, 3가지 영양소가 만들어 내는 에너지의 크기가 다르다는 점이야. 탄수화물과 단백질은 1g당 4칼로리, 지방은 1g당 9칼로리의 에너지를 만들어 낸단다. 하지만, 이중 **우리 몸이 에너지로 사용하는 가장 직접적인 영양소는 탄수화물**이란다. 탄수화물은 우리 몸에 소화 흡수되면서 **포도당**(glucose) 형태로 바뀌어 근육이나 뇌에서 바로 에너지로 사용한다. 우리가 밥이나 빵을 먹으면 바로 힘이 나는 이유가 바로 여기에 있지.

만약 밥을 굶어서 탄수화물이 공급되지 않으면, 몸 안에 있는 지방을 에너지로 사용한단다. 지방은 **케톤**(ketone)이라는 물질로 바뀌어, 에너지로 사용되지. 그래서 밥을 굶으면 살(몸 안의 지방)이 빠진단다.

그리고 몸 안에 에너지로 사용할 지방조차 없으면 마지막으로 단백질을 에너지로 사용하지. 단백질은 **아미노산**(amino acids)으로 변환된 후, 에너지로 사용된다. 단백질이 에너지로 사용되면, 근육이 점차 감소하는 것이고.

몸에서 에너지가 필요하면 ① 탄수화물, ② 지방, ③ 단백질 순으로 사용한다는 이야기네요. 그럼, 단백질로 이루어진 근육은 웬만해서는 줄지 않는다는 이야긴가요?

아니. 근육을 사용하지 않으면, 우리 몸이 알아서 근육을 줄여나간단다. 근육은 아무 일을 안 해도 우리 몸의 칼로리를 사용하기 때문에, 사용하지 않는 근육은 우리 몸이 알아서 줄여버린단다. 예를 들어, 평소에 운동하지 않는 사람은 심장이나 허파의 근육을 최소한만 남겨 놓기 때문에, 조금만 심하게 한 운동하면 가슴이 아프거나 숨이 차지. 따라서 자주 숨차거나 심장이 불편한 사람은 대부분 평소 운동하지 않는 사람이라고 보면 틀림없단다.

3가지 영양소를 많이 먹으면 어떻게 되나요?

탄수화물을 많이 섭취하면, 사용하고 남은 탄수화물은 지방으로 바뀌어 피부 아래에 저장된단다. 나중에 탄수화물이 모자랄 때를 대비하는 것이지. 따라서 탄수화물을 많이 섭취하면, 살이 찌게 되지. 육식을 하지 않고 채식만 하는 스님들도 살이 찌는 이유가, 탄수화물을 필요 이상으로 많이 섭취하기 때문이란다.

지방을 섭취하면, 피부 아래에 저장되어 탄수화물이 모자랄 때를 대비한단다. 따라서 기름진 음식을 많이 먹으면 살이 찔뿐더러, 혈관 속을 돌아다니면서 고지혈증이 되어 각종 성인병을 유발하지. 이런 이유로 영양학자들은 필요 이상의 기름진 음식을 먹지 않기를 권한단다.

단백질은 우리 몸의 근육, 뼈, 손톱, 머리카락 등을 만드는 데 쓰이기 때문에 아무리 먹어도 살이 찌지는 않는단다. 근육을 필요로 하는 보디빌더 선수들이 탄수화물이나 지방을 최소한으로 먹고, 단백질을 주로 먹는 이유가 여기에 있단다. 즉, 탄수화물이나 지방을 거의 먹지 않으니까 살은 찌지 않고, 단백질을 먹어 근육을 늘리는 거지. 특히, 몸에 탄수화물이나 지방이 거의 없는 보디빌더 선수들이 운동을 하면, 단백질을 분해해서 에너지로 사용하기 때문에 근육 손실이 일어난단다. 그래서 보디빌더 선수들은 운동 후 단백질을 반드시 보충해 주지. 그런데 단백질을 과다 섭취하면 오줌으로 빠져나가면서, 콩팥(신장)이 망가질 수 있단다.

3가지 영양소 사용을 요약하면 다음과 같다.

① 탄수화물 → 포도당(glucose) → 근육이나 뇌에서 사용
→ 남은 것은 몸에 지방으로 저장
② 지방 → 몸에 지방으로 저장 → 탄수화물 부족 시,
케톤(ketone)으로 변해 근육이나 뇌에서 사용

③ 단백질 → 아미노산(amino acids) → 몸의 근육, 뼈, 손톱, 머리카락을 만듦 → 남는 것은 소변으로 배출

3가지 영양소 중에 어느 것이 사람에게 가장 중요한가요?

3가지가 모두 중요하지만 그중에서도 **탄수화물이 가장 중요한 영양소**란다. 탄수화물은 분자의 구조에 따라 다음과 같이 나눈단다.

① **단당류**: 분자가 1개인 탄수화물. 포도당이나 과당(과일 속의 당분).
② **이당류**: 분자가 2개인 탄수화물. 설탕.
③ **올리고당**: 분자가 3~7개인 탄수화물.
④ **다당류**: 분자가 8개 이상인 탄수화물. 밥이나 빵, 국수.

단당류, 이당류, 올리고당, 다당류에는 공통으로 당(糖)이란 말이 들어가는데 당(糖)이란 '사탕' 혹은 '달다'는 뜻을 포함한단다. 탄수화물 이름에 '당'이라는 말이 들어가는 이유는 모든 탄수화물은 단맛이 나기 때문이지. 그런데 분자 수가 커질수록 단맛이 줄어든단다. 예를 들어, 다당류인 밥이나 국수는 단맛이 거의 나지 않지. 하지만 입안에서 오래 씹으면, 침에 의해 단당류나 이당류로 분해되어 단맛이 나게 되지. 여기서 잠깐 질문 하나만 해보자. 왜 분자 수가 적을수록 단맛이 커질까?

글쎄요. 아마도 분자 수가 적을수록 생존에 유리한 음식이기 때문이 단맛이 나는 것이 아닐까요?

그래. 네 말이 맞다. 여러 가지 탄수화물 중에서도 단맛이 강한 포도당(단당류)은 다른 과정을 거치지 않고 바로 세포에서 사용할 수 있기 때문에, 가장 효율적인 탄수화물이란다. 우리가 아파서 병원에 가면 보통 링거를 맞는데, 이 링거 안에 포도당이 들어 있단다. 병원에서 수술 등을 해서 며칠간 아무것도 먹지 못할 때도 포도당 주사만 맞아도 기운이 나는 이유가 바로 여기에 있단다. 예전에는 기운 없으면 병원에 가서 습관적으로 포도당 주사를 맞는 사람이 많았지. 실제로 병원에 가면 영양 주사라고 해서 포도당과 비타민을 섞은 주사를 놓아주기도 한단다.

포도당과 달리, 분자 수가 큰 탄수화물은 소화 과정을 거쳐 포도당으로 분해되어 세포에서 사용된단다. 따라서 분자 수가 클수록 효율이 떨어진단다. 정리하면, 효율적인 탄수화물일수록 맛있게(달게) 느껴지고, 비효율적일수록 덜 맛있게 느껴진단다. 실제로 그럴 리는 없겠지만, 만약에 탄수화물(단맛) 대신 식초(신맛)를 에너지로 사용하는 생명체가 있다면, 이런 생명체는 단맛보다 신맛이 더 맛있다고 느끼겠지. 다시 말해 신맛을 먹을 때 행복감을 느끼는 유전자를 가진 생명체만 살아남았겠지.

단맛처럼 감칠맛(MSG 맛)도 사람들이 좋아하는데, MSG는 단백질을 구성하는 기본 단위인 아미노산의 일종이기 때문이야. 또 짠맛을 좋아하는 이유도, 소금은 사람의 몸에 없어서는 안 되는 물질이기 때문이야. 결국 우리가 좋아하는 음식일수록 우리 몸이 필요한 것이기 때문에, 우리는 이런 것을 좋아하도록 진화되었단다.

요약하면, 생존과 번식에 유리한 것이 행복을 주는 요소라고 했는데, 그렇다면 단 음식(탄수화물)을 먹으면 우리 몸에 필요한 에너지를 바로 만들어 주니까 생존과 번식에 유리하고, 따라서 단 음식을 먹을 때 인간이 행복해하지.

실제로 단 음식을 먹을 때, 사람의 뇌에서는 도파민이 분비되는데, 도파민은 행복감을 느끼는 호르몬으로 마약처럼 중독성이 있단다. 만약 탄수화물을 적게 먹으면 다음과 같은 부작용이 일어난단다.

· 두통: 탄수화물 대신 지방이 소모되는 과정에서 생성된 케톤체 때문에 혈중 케톤 농도가 증가하면서 두통이 발생할 수 있다.

· 짜증: 탄수화물은 기분을 좋게 만드는 신경전달물질인 세로토닌의 생성에 관여하는데, 탄수화물 공급이 줄어들면 쉽게 화를 내거나 짜증이 난다. 동물이나 인간들이 배가 고프면 화를 내거나 짜증을 내는 이유가 여기에 있단다.

· 심방세동 증가: 탄수화물 대신 단백질이나 지방 섭취를 늘릴 경우 심방세동(부정맥) 위험이 커진다.

· 수명감소: 탄수화물을 필요 열량보다 적게 먹는 사람일수록
수명이 짧아진다.

이외에도 여러 가지 부작용이 있지. 탄수화물을 많이 찾는
사람을 탄수화물 중독에 걸렸다고 하는데, 사실 모든 인간(동물)은
정도의 차이만 있을 뿐, 기본적으로 탄수화물 중독에 걸려 있는
기야.

단 음식(탄수화물)이 몸에 그렇게 좋다면, 왜 의사들은 단 음식을 삼가라고
하나요?

우리 몸이 필요한 만큼의 단 음식을 먹으면 아무런 문제가
없는데, 현대에 들어와서 단 음식을 과다하게 먹어서 문제가 된
거야. 앞서 말했듯이, 에너지로 쓰이지 못하고 남은 탄수화물은
몸에 지방 형태로 저장이 되어 살이 찌게 된다는 것이지.

1960년대만 하더라도 굶어서 죽는 사람들이 있었는데,
지금은 10명 중 3명이 비만이고, 4명이 과체중, 나머지 3명만
정상이란다. 탄수화물을 과다하게 섭취해서 걸리는 당뇨병을
예전에는 '부자병'이라고 불렀는데, 지금은 가난한 이들이 더 많이
걸리는 병이 되었단다. 탄수화물 덩어리라고 할 수 있는 라면은
1960년대만 하더라도 귀한 음식이었고, 짜장면은 입학식이나
졸업식과 같은 특별한 날에나 먹을 수 있는 음식이었지. 지금은
가장 대중적인 음식 중 하나가 되었단다. 1970년대 내가

삼성그룹에 입사했는데, 당시 회사에서는 추석 선물로 설탕을 줄 정도로 설탕이 귀했단다. 하지만 지금은 설탕 1kg에 1~2천 원 정도로 싸단다.

탄수화물을 안 먹으면 행복감을 느낄 수 없고, 먹으면 살이 찐다면, 어떻게 해야 하나요?

가장 좋은 방법은, 탄수화물을 적당히 먹으면서 도파민으로 행복감을 느끼고, 먹은 만큼 운동으로 태워버리는 것이 정신적으로나 육체적으로 좋단다.

3. 수면

이제, 건강하기 위한 3대 요소 중 수면에 대해 한번 알아보자.

수면에 대해 이야기하기 전에, 왜 인간이나 동물들은 잠을 자나요?

인간이나 동물은 밤이 되면 잠을 자는데, **밤이 되면 어두워서 활동할 수 없기 때문에 에너지 소비를 최소화할 수 있도록 진화된 결과물**이란다. 겨울잠 자는 동물들도 같은 원리지. 겨울 동안은 어차피 활동을 해도 먹을 것을 구할 수 없기 때문에, 에너지 소비를 최소화할 수 있도록 잠을 자두는 것이 생존에 유리하기 때문이야. 하지만, 처음에는 활동하지 않는 시간에 에너지 소비를 최소화하기 위해 잠을 자기 시작했지만, 진화하면서 점차 자는 동안 우리 몸에서는 많은 일이 일어나고 있단다.

자는 동안에 우리 몸에서 많은 일이 일어나고 있다고요?

그래. **잠을 자는 동안에는 낮에 손상된 세포가 회복**된단다. 예를 들어, 낮에 심한 운동으로 근육이 파손되더라도 자는 동안 치유가 되고, 상처가 난 곳도 자는 동안 저절로 낫게 되지. 면역을 담당하는 세포도 잠을 통해 길러져서 면역력도 높아진단다. 또, **잠을 자는 동안에 뇌에서는 낮에 눈, 코, 입, 귀 등을 통해 들어온 정보를 정리하여 뇌 곳곳에 저장한단다.**

따라서 기억력을 향상시켜주지. 또한 이러한 정보를 정리할

뿐만 아니라 **감정도 정리**해 준단다. 즉 낮에 겪었던 분노나 슬픔, 기쁨 이런 모든 감정도 잠을 자면서 가라앉게 되지. 그래서 낮 동안 쌓였던 스트레스도 사라지고, 아무리 슬픈 일도 시간이 지나가면 잊힌단다. 또, 치매를 일으키는 물질로 알려진 베타 아밀로이드 단백질은 수면 중에 배출되는데, 잠을 충분히 자지 않으면 치매에 걸릴 확률이 높아진단다. 하루 4시간만 잔다고 자랑(?)삼아 큰소리쳤던 영국 마거릿 대처 총리와 미국 로널드 레이건 대통령 모두 노년에 치매에 걸렸지.

그렇다면, 잠을 많이 자면 좋겠네요.

그래. 병적으로 잠을 많이 자는 것이 아니라면, 잠을 많이 자는 것이 건강에 좋단다.

잠이 부족하면 얼굴에 다크서클이나 모공이 커지며, 스트레스 호르몬이 증가하고 주름이 생겨난단다. 하루 7시간 이상 자지 못하면 피부 나이는 1.5배 증가한단다. 그래서 "피부미인은 잠꾸러기"라는 말이 생긴 거야. 또 충분히 자지 못하면 단어 기억력이 50% 이상 감소하고, 밤을 새운 사람은 1시간 전에 본 사진도 제대로 기억하지 못한단다. 계속 수면이 모자라면 인지 기능이 떨어지고 치매로 발전하지. 특히 **잠을 잘 때 성장호르몬과 남성호르몬이 분비되고, 근육에 글리코겐이 증가**한단다. 따라서 수면이 부족하면 근육이 발달하지 못하고, 내장지방이 증가하여 비만, 고혈압, 당뇨로 가게 된단다. 그래서 수면시간을 줄일수록 건강은 나빠지는 것이지.

그럼 잠은 하루에 몇 시간 자면 좋나요?

적정 수면 시간은 보통 7~9시간 정도지만 사람에 따라 다르단다. 자고 났을 때 스스로 만족할 수 있는 시간이 적당한 수면 시간이란다. 하지만 잠을 자는 시간보다 잠을 얼마나 깊이 자느냐가 더 중요하지. 즉 잠의 양보다 질이 더 중요하단다.

잠에도 질이 있나요?

그렇지. 사람은 밤새 자는 동안 보통 5~7차례의 렘수면(REM Sleep)과 비-렘수면(non-REM Sleep)을 오가며 경험한단다. REM은 Rapid Eye Movement(빠른 안구 운동)이란 말의 약어인데, 말 그대로 잠을 자는 동안 안구를 빠르게 굴리면서 잔다고 해서 붙여진 이름이란다. 렘수면은 몸은 자고 있으나 뇌는 깨어 있는 상태의 수면을 말한단다. 또한 주로 렘수면 상태의 사람을 깨우면 대개 꿈을 꾸었다고 말한단다. 일단 잠이 들기 시작하면 렘수면 단계를 거쳐 비-렘수면 단계로 옮겨 간단다.

비-렘수면은 다시 3~4단계로 나누어지는데, 얕은 수면 단계에서 점차 깊은 수면 단계로 들어간단다. 잠의 질은 바로 이 비-렘수면 중에서도 깊은 수면 단계가 얼마나 오래 지속되었느냐에 따라 결정되지. 잠을 오랫동안 자도 계속 피곤한 사람이 있지만, 잠을 조금만 자도 충분한 사람이 있는데, 바로 깊은 비-렘수면 때문이야.

일반적으로 깊은 비-렘수면은 밤 1시에서 반 3시 사이에 일어나기 때문에, 최소한 밤 12시 이전에 자기 시작하는 것이 가장 좋단다. 이 시간에 깨어 있으면, 깊은 잠을 자기가 힘들 수 있지. 성격이 예민하거나 자주 실수하거나 우울감이 드는 사람은 충분히 자고 있는지부터 살펴봐야 하고, 잠을 충분히 자고 있다면 이와 같은 잠의 질에 대해서 생각을 해봐야 해. 참고로, 스마트워치를 차고 자면 수면 시간이나 깊은 잠을 자는 시간을 알 수 있단다.

저는 다른 사람보다 잠을 많이 자는데도 항상 잠이 부족해요. 그렇다면 잠의 질이 문제가 있는 것인데 잠을 질을 높이는 방법이 있나요?

당연히 잠의 질을 높이는 방법은 있지. 가장 중요한 것은 정해진 시간에 규칙적으로 잠을 자는 거야. 사람 뇌의 가장 중앙에는 생체리듬을 관장하는 송과선(松果腺)이라는 부위가 있단다. 이 송과선에서는 매일 규칙적으로 호르몬을 분비하여 잠을 자거나 깨게 만들지. 즉, 우리 몸의 시계라고 할 수 있어. 이 송과선에서 멜라토닌(Melatonine)이라는 호르몬이 분비되면 잠이 오는데, 규칙적인 생활을 하지 않으면 송과선도 시계처럼 고장 나서 멜라토닌을 잘 분비하지 않게

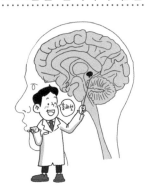

된단다. 규칙적으로 멜라토닌이 잘 분비되려면 다음을 실천하면 된단다.

· 낮 동안 충분히 햇볕을 쬔다. 낮에 햇볕을 많이 쬐면, 밤에 멜라토닌이 잘 분비된다.
· 낮잠을 자지 않는다. 15분 이상의 낮잠은 규칙적인 멜라토닌 분비를 막는 가장 큰 요인이다.
· 자는 방을 최대한 어둡게 한다. 멜라토닌은 어두워야 분비된다.
· 휴일에도 평일과 같은 시간에 일어나야 한다. 그래야 멜라토닌이 규칙적으로 분비된다.

참고로, 멜라토닌은 약으로 만들어 판매도 하는데, 미국에서는 일반 슈퍼마켓에서 누구나 구입할 수 있지만, 한국에서는 판매하지 않는단다. 나는 예전에 미국에 출장 가면 시차 적응을 위해 멜라토닌을 사서 먹기도 했는데, 효과가 매우 좋았지. 멜라토닌은 마약류가 아니고, 마약처럼 중독성도 없단다.

사실 저도 정해진 시간에 잠을 자고 싶은데, 그게 잘 안되네요.

저녁 몇 시에 잠 들든지 **아침에 정해진 시간에 일어나면, 정해진 시간에 잠이 들 수 있단다.** 늦게 일어난 날은 자연적으로 저녁에 늦게 자고, 일찍 일어난 날은 일찍 자게 되지만, 정해진 시간에 일어나면 정해진 시간에 잠을 잘 수 있단다. 정상적인 경우, 아침에 일어난 후 15~16시간이 지나면 졸리기 때문이지. 만약 오전 7시에 일어나면, 밤 11시경엔 잠이 온다는 것이지.

밤에 잠을 잘 잘 수 있는 방법은 없나요?

네 질문에 답변하기 전에 먼저, 교감신경과 부교감신경에 대해 알아보자.

교감신경은 활동, 긴장, 흥분했을 때 활성화되는 신경을 말한다. 즉, 스트레스받으면 활성화되는 신경이지. 반면 **부교감신경은 쉬거나 잠잘 때 활성화되는 신경**이란다. 우리 몸은 이 두 가지 신경이 적절한 균형을 이룰 때 가장 건강해진단다.

교감신경계는 스트레스에 대항하는 기능. 즉 싸우느냐(Fight) 도망가느냐(Flight)의 과정을 수행한다.

부교감신경계는 평온한 상태에서 에너지 보존 과정을 수행한다

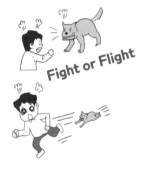

Fight or Flight

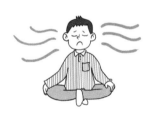

제가 볼 때는 부교감신경이 항상 활성화되면 행복할 것 같은데요.

그래. 하지만, 부교감신경만 항상 활성화되면 혈액을 흐르게 하는

힘이 약해지고, 따라서 항상 기운 없고 불안하거나 우울증에 빠지기 쉽지. 따라서 스트레스가 너무 많은 생활도 행복하지 않지만, 잠과 휴식이 너무 많은 생활도 행복하지는 않다. 그래서 매일 마음대로 자고 아무것도 하지 않는 돈 많은 백수들이 행복할 것 같지만, 실제로는 그렇지 않은 경우가 대부분이지. 돈 많은 백수라도 매일 적당한 스트레스를 느낄 수 있는 일이 있으면 행복해진단다.

저는 자기 전에 라면 하나 먹으면 잠이 잘 오는데요.

그래 그건 사실이지. 그래서 흔히 "등 따습고 배부르면 잠이 온다."는 말도 있지. 이건 인간뿐만 아니라 모든 동물도 비슷하다. 배가 고프면 먹을 것을 구해야 하므로 몸은 긴장 상태가 되고 교감신경이 활성화되는 반면, 배가 부르면 긴장이 풀리면서 부교감신경이 활성화된단다. 따라서 자기 전에 과식만 하지 않는다면, 혈당을 적당히 올리는 음식을 먹어도 좋단다. 특히 낮 동안 정신노동으로 스트레스가 많아 잠을 잘 자지 못하는 대부분의 현대인에게는 적당한 음식이 수면에 좋단다. 하지만, 반드시 알아 두어야 할 것이 하나 있다. 스트레스로 인해 몸이 항상 긴장 상태에 있는 사람들은 긴장을 풀기 위해 항상 먹게 되고, 항상 먹다 보니까 영양과잉 상태가 되어 비만으로 간다는 점이야. 또, 과음 또는 과식하거나 소화하기 어려운 음식(고단백질, 고지방 음식)을 먹고 누우면 위산이 역류하여 식도염 등에 걸릴 가능성도 커지고, 잠을 자더라도 소화기관에 부담을 주어 깊은 잠을 잘 수 없단다. 그래서 의사들은 자기 전에는 먹지 말라고 경고하지.

잠을 잘 자려면 교감신경을 활성화하지 않고, 부교감신경을
활성화해야겠네요. 그렇다면 구체적으로 어떻게 해야 하나요?

자기 전에 컴퓨터 또는 스마트폰을 보거나, 밤에 잠깐 깰 때
불을 켜거나 시계를 보면 교감신경이 활성화된단다. 너무 덥거나
추워도 교감신경이 활성화되기 때문에 적당한 온도를 유지하는
것이 좋단다. 또, 밤에 소변을 보기 위해 일어나도 교감신경이
활성화되지. 그래서 가급적 자기 전에는 물을 먹지 말고 미리
화장실에 다녀오는 것이 좋다. 부교감신경을 활성화하려면, 자기
전에 가벼운 산책이나 목욕으로 긴장을 풀어주면서 잠자리에
들고, 얼굴, 목, 어깨, 팔, 다리 등이 모두 무거워져 침대에
파묻히는 느낌으로 온몸의 힘을 빼주어 몸을 긴장 상태에서
벗어나게 해주면 된단다. '긴장을 풀기 위해 심호흡을 하라'고
하는데, 심호흡과 복식호흡도 부교감신경을 활성화해 준단다.
참고로, 복식호흡은 다음 순서를 반복하여 하면 된다.

1단계: 눈을 감고 코로 천천히 숨을 들이 쉬면서 배를 앞으로
내민다.
2단계: 숨을 3~5초간 멈춘다.
3단계: 숨을 치아 사이로 천천히 내쉬면서 배를 집어넣는다.

복식호흡에 집중하면 다른 생각이 떠오르지 않고, 여러 번 반복하면 자신도 모르게 잠든단다. 하지만 이렇게 했는데도, 5분 이상 잠이 안 오면 침대에서 빠져나오는 것이 좋다. 거실에서 가벼운 행동과 멍한 생각을 하면 다시 졸리기 시작할 때 다시 침대에 누워 잠을 청하는 것이 좋단다.

거실에 나가지 않고 침대에 누워있으면 안 되는 이유가 있나요?

침대는 잠자는 곳이라는 것을 스스로 학습하고 습관화하면, 침대에 눕기만 해도 잠이 들게 된단다. 흡사 종소리만 들어도 침이 흘러나오는 파블로프의 개처럼, 침대에만 누워도 바로 잠이 든단다. 따라서 침대에서 스마트폰을 보거나, 책을 읽거나, 간식을 먹거나, TV를 봐선 안 된다. 또, 낮잠도 침대에서 자지 않는 것이 좋단다.

잠을 자는 방의 온도는 얼마가 좋은가요?

일반적으로 밤이 되면 낮보다 온도가 내려가고, 이에 따라 체온도 1도 정도 내려간단다. 체온이 내려가면 부교감신경이 활성화되면서 몸은 잠을 잘 시간이 되었다고 인식하여 잠에 들지. 그래서 과학자들은 체온이 잠이 드는 속도를 결정하는 중요한 생체 시계 역할을 한다고 말한다. 따라서 잠을 잘 자려면 방의 온도가 약간 낮으면 좋은데, 연구에 따르면 15~19도가 적당하다고 한다.

15~19도는 춥지 않나요? 동남아 여행을 다니면 고급 호텔에서 추위를

느낄 정도로 에어컨을 틀고는 두꺼운 이불을 주는데, 이런 이유 때문인가요?

그래. 그런데 여기는 하나의 비밀이 더 숨어 있지. 이불이 무거워서 우리 몸을 누르면 깊은 잠을 잘 수 있다는 연구 결과도 있거든. 인간은 저기압일 때보다 고기압일 때 기분이 더 좋아지고, 목욕탕에 들어가면 수압으로 기분이 좋아지는데, 과학자들은 진화학적으로 생명의 탄생이 물속(양수)에서 이루어졌기 때문에 고기압이나 목욕탕에서는 기분이 좋을 거라 짐작한단다. 그래서 신생아들은 보자기 같은 천으로 몸통을 꽁꽁 싸매어 놓는단다. 일본에서는 '오토나마키(大人巻き: 어른말이)'라 불리는 보자기 요법이 유행인데, 뱃속의 태아와 같은 자세에서 보자기로 꽁꽁 싸매주면, 엄마의 뱃속에 있는 것처럼 안정감을 느끼면서, 깊은 잠에 빠진다고 한다. 알몸으로 잠자리에 들면 수면의 질이 좋아진다고 주장하는 사람들도 많은데, 이 또한 체온과 무관하지 않단다.

재미있는 사실은, 잠잘 때 체온이 떨어지더라도 몸속의 모세혈관이 확장되기 때문에 피부나 손발의 온도는 올라간단다. 그래서 아침에 잘 자고 일어나면 볼이나 손발이 따뜻하단다. 이런 이유로, 잠을 잘 때는 가슴과 머리는 차게 해서 체온을 떨어지게 하고, 손발은 따뜻하게 하는 것이 좋단다. 겨울에 수면양말을 신는 이유가 여기 있단다. 또 자기 전에 목욕할 때는 반신욕이 좋단다. 반신욕은 하체의 온도를 올리면서 가슴과 머리의 체온은 올리지 때문이지.

하나 더 추가하면, 낮에는 우리 몸에서 행복감을 느끼게 해주는 세로토닌이 분비되고, 밤에는 잠을 자게 하는 멜라토닌이 분비되는데, 모두 빛과 온도와 관련이 있단다.

· 낮 - 밝음 - 기온 상승 - 체온 상승 - 교감신경 활성화 - 세로토닌 분비   행복감
· 밤 - 어둠 - 기온 하락 - 체온 하락 - 부교감신경 활성화 - 멜라토닌 분비 - 수면

부교감신경을 활성화하는 좀 더 확실한 방법이 없나요?

우리 몸은 근육이 피로해지면 부교감신경이 저절로 활성화된단다. 따라서 낮 동안 충분히 움직이거나 운동하여 근육이 피로해지면, 쉽게 잠들 수 있다. 예를 들어, 낮에 등산하거나 마라톤을 하면, 밤에 잠을 자지 말라 해도 잘 자겠지. 또 우리가 여행할 때는 불면증으로 고생하지 않는데, 여행 하면 하루 종일 돌아다니기 때문에 저녁이면 피로해서 쉽게 잠들 수 있단다.

결국은 또 운동으로 귀결되네요.

그래. 왜 그런지 자세히 살펴보자.

보통 건강을 말할 때, 가장 중요한 3가지 요소는 ① 운동, ②

음식, ③ 수면을 꼽는데, 사실 이 중에서 수면이 가장 중요하단다.

의사들의 말에 따르면, **건강에서 잠의 중요성은 운동과 음식 중요성을 합친 것보다 더 크다고** 한다. 잠만 잘 자면 늙지 않고 병들지 않고 건강하게 오래 살 수 있기 때문이란다. 실제로 젊고 건강한 사람은 수면으로 고통을 받지 않는단다. 주로 건강이 나쁘거나 늙은 사람들이 수면으로 고통을 받는데, 이 말을 뒤집어보면, 잠을 잘 자는 사람은 건강하고, 잠을 못 자는 사람은 건강이 좋지 않다는 말로 귀결되지. 문제는, 잠이 가장 중요하다고 해서 내 의지대로 잠을 잘 수 있는 것은 아니란다. 내 의지대로 잠자는 시간을 조절할 수 있다면 얼마나 좋겠니. 반면에 운동은 내 의지대로 할 수 있잖아. 그렇다면, 잠을 잘 자기 위해 운동을 해야 하겠지. 불면증을 호소하는 사람들은 자신이 하루에 얼마나 움직이는지, 혹은 하루에 몇 걸음을 걷는지 한번 돌아볼 필요가 있단다. 특히 슬럼프에 빠져 프로포폴이 아니면 잠이 들지 못하는 연예인들은 자신이 하루에 얼마나 움직이는지 살펴봐야 한단다.

그럼, 잠을 잘 자기 위해 하루에 얼마나 운동을 해야 하나요?

하루에 운동을 얼마나 해야 하는지는 사람이나 주어진 환경에 따라 다르겠지만, 가장 적당한 운동량은 저녁에 잠자리에 들 때 피곤함을 느끼며 잠이 몰려올 정도가 좋단다. 며칠 전 TV에서 특전사에서 제대한 사람이 출연하여 천리(400km: 서울에서 부산 거리)행군에 대해 이야기를 한 적이 있는데, 밤에 맨땅에서 잠을 잔다고 하니, 어떤 연예인이 이런 질문을 하였단다.

"불면증 있는 사람은 잠을 못 자겠네요?"

돌아온 답변은 이랬다.

"그건 덜 걸어서 그래요. 덜 걸으니 덜 피곤해서..."

참고로, 특전사 군인들은 야간 행군할 때, 걸어가면서도 잠을 잔다고 한다. 나도 젊었을 적에 육군 훈련소에서 하루 종일 고된 훈련을 받고, 잠자리에 누워 잠을 자려고 눈을 감으려고 하는 순간, 옆 친구가 일어나라고 나를 깨우길래 이렇게 말했단다.

"나 지금 너무 피곤하니 제발 그냥 자게 내버려둬."

그러자 그 친구는,

"지금 아침 기상 시간이야."

라고 말하는 거야. 깜짝 놀라 눈 떠보니 정말 아침이었지. 너무 피곤해서 8시간을 0.1초처럼 느꼈던 거지.

요약하면, 불면증의 원인은 낮에 충분히 움직이지 않기

때문이란다. '육체적으로 피곤하면 잠을 잘 잘 수 있다'는 말은, '공부를 많이 하면 성적이 올라간다'거나 '밥을 먹으면 배가 부르다'와 같이 너무나 명백한 진리란다. 불면증으로 고생하는 사람은 '덜 피곤해서...'라는 말은 꼭 명심해야 한다. 여러 번 강조하지만, 수백만 년 동안 인간이나 동물들은 하루 종일 움직여야만 살 수 있도록 진화되었는데, 현대 사회에 들어와서 움직이지 않아 불면증에 시달리게 되었단다.

자기 전에 하는 운동은 오히려 수면을 방해한다고 들은 적이 있는데요.

그래. 자기 직전에 격렬한 운동을 하면 몸과 뇌가 흥분 상태가 되기 때문에 쉽게 잠들 수 없단다. 그래서 보통 잠들기 3시간 전에 운동을 마치는 것이 좋다고 한다. 하지만 뇌가 흥분되어도 복식 호흡을 하면 흥분이 가라앉아 금방 잠이 든단다. 내 경우는, 저녁 식사 후 7~9시 사이에 팔굽혀펴기나 스쿼트, 윗몸 일으키기 등을 100회 이상하여 근육을 피곤하게 하면, 밤에 쉽게 잠이 들고 중간에 잠을 깨더라도 다시 쉽게 잠든단다. 물론 이것도 사람마다 조금씩 다르기 때문에 자신에게 맞는 운동을 찾는 것이 좋다.

덧붙이면, 자는 데에도 체력이 필요하단다. 체력 좋은 사람은 깊고 길게 잠을 잘 수 있지만, 체력이 나쁜 사람은 잠을 잘 자지 못하는 경향이 있단다. 따라서 운동으로 체력만 길러도 잠을 잘 잘 수 있단다.

5장

혈당 수치가 건강에 가장 중요한 이유는?

혈당은 핏속에 녹아 있는 포도당으로, 세포에서 연료로 사용하는데, 지속해서 혈당이 높아지면 당뇨와 비만이 생긴다. 혈당을 빨리 올리는 음식(단 음식)을 먹으면 빨리 배가 고파져 더 많은 음식을 먹게 되니까 혈당을 천천히 올리는 음식(달지 않는 음식)을 먹어야 한다.

'혈당'이란 무엇인가요?

혈당(血糖)은 피(血)에 녹아 있는 포도당(糖)을 말한단다. 탄수화물이 위나 장을 통해 포도당으로 소화 흡수되면 핏속에 녹아드는데, 이러한 포도당을 '혈당'이라고 부르지. **혈당은 세포로 들어가서 에너지로 변환**되는데 우리 몸을 자동차에 비유하면, 혈당은 휘발유, 세포는 엔진이란다.

휘발유가 엔진에 들어가 연소가 되면서 나오는 에너지로 자동차가 움직이듯이, 혈당이 세포에 들어가 연소되면서 나오는 에너지로 우리 몸이 움직이는 원리지. 우리 몸에 있는 세포 중 **혈당을 가장 많이 소비하는 곳이 뇌와 근육**이다. 참고로, 건강이나 다이어트와 관련 용어 중, 포도당, 혈당, 당, 글루코스, 탄수화물 등을 자주 듣곤 하는데, 모두 같은 뜻으로 사용된단다.

그리고 혈액 100ml에 녹아 있는 포도당의 양(mg)을 '혈당량' 혹은 '혈당 수치', '혈당치', '혈당 농도'라 하고, 간단히 '혈당'이라고도 부른단다. 핏속에 혈당이 낮으면, 근육 세포에서 에너지를 만들 수 없기 때문에 기운이 떨어져 움직이기도 힘들고, 뇌세포에서도 에너지를 만들 수 없기 때문에 생각하는 것도 힘들어져 멍한 상태나 하늘이 노랗게 보이는 상태가 된단다. 이 상태가 지속되면 생명까지도 위험해진단다. 앞에서 말했듯이 포도당 주사를 맞으면, 혈액 속에 혈당이 증가하고, 따라서 기운이 나는 거지.

당뇨병이란 단어에 들어가는 당도 혈당을 말하나요?

그래. 당뇨병(糖尿病)은 오줌(尿)으로 혈당(糖)이 빠져나가는 병(病)이란 뜻이란다. 정상적인 사람들은 혈당이 세포에서 사용되지만, 당뇨병 환자는 혈당이 오줌으로 대부분 빠져나가기 때문에 생긴 이름이란다. 영화나 TV를 보면 당뇨병 환자가 종종 갑자기 쓰러지는 것을 보는 데, 그 이유가 혈당 수치가 떨어지기 때문이란다. 이때 사탕이나 초콜릿을 먹으면 다시 회복되는데, 이는 사탕이나 초콜릿이 혈당을 빠르게 높여주기 때문이란다.

당뇨병인지 아닌지는 어떻게 판별하나요?

당뇨병인지 아닌지는 공복 혈당과 식후 혈당으로 알 수 있다.

공복 혈당은 공복, 즉 배가 비어 있는 상태에서의 혈당을 말한단다. 일반적으로 식사 하고 8시간 이상 금식을 한 후 측정한 혈당량을 공복 혈당이라고 한단다. 건강 검진하러 가면, '전날에 저녁을 먹고 나서 아무 음식도 먹지 말라'고 하는 이유가 공복 혈당을 측정하기 위함이야. 공복 혈당은 80~100일 때 정상이고, 126 이상이면 당뇨병이란다.

식후 혈당은 식사 2시간 후의 혈당을 말한단다. 일반적으로 음식을 먹으면 혈당이 올라가는데, 식후 혈당이 140 미만이면 정상이고, 200 이상이면 당뇨병이란다.

사실, 당뇨병 환자는 몸속에서 인슐린이 정상적으로 공급되지 않아서 생기는 병이란다.

인슐린요? 들어보긴 했는데 정확하게 무엇인가요?

우리 몸의 췌장에서 분비되는 인슐린은 호르몬의 일종이야. 인슐린은 우리 몸에서 아주 간단하면서도 중요한 일을 한단다. 즉, 혈액 속의 혈당을 세포 속으로 넣어줌으로써, 혈액 속의 혈당을 조절하는 역할이지.

혈액 속 혈당을 세포 속으로 넣어주는 역할은 아주 간단한데, 왜 그렇게 중요한가요?

우리 몸이 건강한 상태가 되려면 우선 몸의 세포가 건강해야 하고, 세포가 건강해지려면 세포에 혈당과 산소가 제대로 공급되어야 한다고 말했지. 그런데 혈관 속에 있는 혈당을 세포 속으로 넣어주는 역할을 인슐린이 담당한단다. 만약, 췌장에서 인슐린이 분비되지 않거나, 인슐린이 제대로 분비되더라도 제 역할을 못한다면 어떤 일이 벌어지겠니?

혈당이 세포에 전달되지 못해서 세포가 제 기능을 수행하지 못해 문제가 생기겠네요. 그런데 인슐린이 혈액 속 혈당을 세포 속으로 넣어주는 것과, 혈액 속의 혈당을 조절하는 것은 어떤 관계에 있나요?

건강한 사람이라면, 아침에 일어나 공복 상태에서 혈당량이 90 정도가 되고, 아침을 먹으면 혈당량이 130 정도로 올라간단다. 혈당이 올라가면 자동으로 인슐린이 분비되어 혈액 속에 있는 혈당을 세포 속으로 밀어 넣게 되지. 예를 들어, 점심시간이 될 때까지, 혈당 40 만큼을 세포 속으로 밀어 넣으면, 혈당량이 다시 90으로 떨어지겠지. 그러면 인슐린 분비는 멈추게 된단다. 이런 과정을 요약하면 아래와 같단다.

탄수화물 섭취 → 혈당 수치 올라감 → 인슐린 분비 → 혈당을 세포로 넣음 → 혈당 수치가 내려옴 → 인슐린 분비 중지

이와 같이, 인슐린은 혈당량이 일정 수준(위의 경우, 90)을 항상 유지하게 하는 것을 '혈당을 조절한다'고 한단다.

당뇨병은 인슐린이 제대로 혈당을 조절하지 못해 생기는 병인가요?

그래. 탄수화물을 자주 많이 섭취하면, 인슐린도 자주 분비되어야 하는데, 너무 자주 분비되다 보면 인슐린이 제대로 작동하지 않게 되지. 비유하자면, 인슐린이 너무 자주 일을 해서 피로에 지쳐 자기 일을 제대로 하지 못한다고 할 수 있지. 예를 들어, 정상적인 상태에서 인슐린이 1분당 혈당 100개를 세포 속으로 넣었는데, 이제는 1분당 50개만 넣게 되는 거지.(이를 전문 용어로 '인슐린 저항성'이라고 한단다) 인슐린이 세포 속으로 혈당을 넣지 못하면 혈액 속의 혈당 수치가 높은 상태를 유지하는데, 이 상태가 지속되면 혈액 속의 혈당을 오줌으로 내보낸단다. 이렇게 혈당이 오줌으로 빠져나오는 것이 당뇨병이란다. 또한, 인슐린이 혈당을 세포 속으로 넣어주지 못하면 에너지를 만들지 못해서 사람의 기운도 떨어지지. 이러한 상황을 타개하려면 더 많은 인슐린이 필요한데, 당뇨병 환자들이 주사기를 들고 다니면서 주기적으로 맞는 것이 바로 인슐린이란다.

요약하면, 현대에 들어와 **탄수화물을 과다 섭취해서 생기는 병이 바로 당뇨병**이란다. 배불리 먹지 못했던 예전에, '당뇨병은 부자들이 걸리는 병'이라고 한 이유가 여기에 있단다.

당뇨병에 걸리면 어떻게 되나요?

앞서 말했지만, 우리 몸의 모든 세포는 혈당으로 살아간단다. 따라서 당뇨병에 걸리면 세포에 혈당이 제대로 공급되지 못하기 때문에 세포가 조금씩 죽어 나간단다. 예를 들어, 눈의 망막이나 시신경이 죽으면 실명하게 된단다. 손이나 발의 모세혈관 세포가 죽으면 손발의 세포가 죽게 되고 따라서 손발이 조금씩 썩어 나간단다. 신장(콩팥)의 모세혈관이 죽으면 신부전증에 걸려 평생을 신장 투석을 하며 살아가야 한단다. 뇌세포가 죽으면 뇌경색이 생겨 말을 어눌하게 하거나 반신불수가 된단다. 심장 근육이 죽어 가면 협심증이나 심근 경색이 생겨 목숨도 위험하단다. 문제는 이런 증상이 하루아침에 생기는 것이 아니고, 몇 년이나 몇십 년에 걸쳐 서서히 진행된단다. 그래서 당뇨를 '조용하지만 무서운 병' 또는 '침묵의 살인자'라고 부르는 거지.

정~말 무서운 병이네요. 그런데 '우리가 배고픔을 느끼는 원인도 혈당 수치와 관련이 있다'고 했는데, 왜 그런가요?

우리가 배고픔을 느끼는 이유는 뱃속에 음식이 비어있기 때문이라고 생각하는데 그렇지 않고, 혈액 속에 있는 혈당과 관계가 있단다. 다시 말해, 뱃속에 음식이 차 있어도 혈당이 떨어지면 허기를 느끼고, 뱃속이 비어 있어도 혈당이 오르면 배고픔을 느끼지 않는단다. 가령, 우리 주변에 고기를 배불리 구워 먹고도 자기는 '밥 한 공기나 국수를 먹어야 먹은 것 같다'는 사람이 많지. 이는 고기에 탄수화물이 거의 없기 때문에 아무리 배불리 먹어도 혈당이 올라가지 않기 때문이야. 따라서 탄수화물이 들어 있는 밥이나 국수를 먹어 줘야만 포만감을 느끼게 되는 거야. 서양인들도 고기나 생선으로 메인 요리를 먹고 나서 달콤한 디저트(탄수화물)를 먹는데, 이것도 같은 이유라고 생각해. 반대로, 병원에 입원하여 며칠간 밥을 먹지 않고 포도당 주사만 맞아도 배가 전혀 고프지 않은 이유가 포도당 주사로 일정한 혈당을 유지하기 때문이야.

정상적인 사람이라면, 탄수화물을 섭취하면서 혈당이 증가하고, 인슐린 등의 작용으로 혈당이 떨어지는데, 보통 4시간 이상이 걸린단다. 따라서 4시간 후 혈당이 떨어지면 배고픔을 느낀단다.

결국 혈당이 떨어지면 배고픔을 느낀다는 이야기네요. 제가 수영과 같은 힘든 운동을 하고 나면 배고픈 이유가 혈당이 떨어졌기 때문이네요?

그래. 힘든 운동이나 노동을 하면, 혈당이 많이 소요되기 때문에 빨리 배고픔을 느끼지. 일을 하다가 잠깐 쉬면서 먹는 음식을 새참이라고 하는데, 농번기의 농부들은 아침과 점심 사이와, 점심과 저녁 사이에 새참을 먹었단다. 하루 동안 5끼를 먹는 셈이지. 이렇게 많이 먹는 이유가, 심한 노동으로 혈당이 떨어지기 때문이란다.

'시험 직전에 초콜릿을 먹어라'라는 이야기도 혈당과 관계가 있나요?

그래. 시험을 치면 뇌에서 많은 에너지를 사용해야 하는데, 뇌의 에너지원도 혈당이란다. 여러 가지 탄수화물 중에서도 단당류(포도당)가 흡수되면 바로 혈당이 되지만, 분자가 많은 다당류(밥과 같은 탄수화물)는 단당류로 분해가 되어야 하므로 흡수가 느리단다. 초콜릿에는 설탕(이당류)이 많이 들어가 혈당을 빠르게 올린단다. 따라서 설탕이 들어간 이런 음식을 먹어주면 흡수가 빨라 뇌의 혈당을 바로 올려 준단다. 뇌의 혈당이 올라가면 뇌의 활동력이 증가하여 시험을 칠 때 도움이 되지. 하지만, 건강의 관점에서는 빨리 흡수되어 배가 빨리 고파지는 것보다는, 천천히 흡수되어 천천히 배가 고픈 것이 좋단다. 배가 빨리 고파지면 아무래도 자주 먹거나 많이 먹게 되어, 탄수화물을 과잉 섭취하게 되고, 과잉 섭취된 탄수화물은 지방으로 몸에 저장되어 비만이나 당뇨가 된단다. 예를 들어, 올리고당은 설탕보다 흡수가 느리기 때문에, 전문가들은 요리할 때 설탕 대신 올리고당을 사용하기를 권하지.

그런데 저는 밥 먹을 때 보다, 라면이나 국수를 먹으면 빨리 배고파지는데, 왜 그런가요?

쌀로 만든 밥과 밀가루로 만든 라면이나 국수의 가장 큰 차이점도, 섭취 후 얼마나 혈당을 빨리 올리느냐에 있단다. 밀가루로 만든 음식은 밥에 비해 쉽게 부서져, 소화액과 섞이기 쉽단다. 따라서 빠르게 소화되고 빠르게 혈당이 올라가지.

마찬가지로, 같은 쌀로 만든 음식이라도 죽이 밥에 비해 소화액과 섞이기 쉽기 때문에 빠르게 소화된단다. 예전에 어른들이 '죽을 먹으면 배가 빨리 고파진다'고 이야기했는데, 죽 또한 혈당을 빠르게 증가시켜 인슐린을 급격히 분비하기 때문이란다. 급격히 분비된 인슐린은 혈당을 급격히 떨어지게 만들지. 혈당이 떨어지면 배가 고프게 된단다. 결국, **빠르게 혈당을 증가시킬수록 빠르게 배가 고프게 되지.**

또 다른 이유는, 밥을 먹을 때는 여러 가지 반찬과 함께 먹기 때문에, 한 끼 식사 중 탄수화물 섭취 비율이 낮지만, 라면이나 국수를 먹으면 반찬으로 김치 외에는 거의 먹지 않기 때문에 탄수화물 섭취 비율이 높기 때문이기도 하단다. 라면이나 국수를 먹을 때, 위에 고명을 많이 해서 먹거나 여러 가지 반찬을 많이 먹으면, 탄수화물의 소화가 천천히 일어나 배가 빨리 고파지지 않겠지. 술을 마실 때, 안주와 함께 먹으면 술에 빨리 취하지 않는 것과 같은 이치지.
여러 가지 탄수화물 중에서도 소화가 천천히 되는 탄수화물이 쌀밥인데, 쌀밥 중에서도 현미밥이 최고란다.

현미는 일반 쌀과 무엇이 다른가요?

일반적으로 우리가 먹는 쌀은 껍질을 완전히 벗겨 낸 것인데 반해, 현미는 껍질을 70~80%만 벗긴 것이란다. 표면에 껍질이 조금 남아 있기 때문에, 약간 검은 색이 나지. 현미(玄米)라는 단어의 뜻이 검은(玄) 쌀(米)이야. 반면 우리가 먹는 일반 쌀을 백미(白米)라고 하는데, 흰(白) 쌀(米)이라는 뜻이지. 어쨌든, 현미는 쌀 표면에 껍질이 남아 있어서, 그만큼 소화가 느리게 되겠지. 지금까지 이야기한 음식 중에서 소화/흡수가 가장 잘되는 순서를 매겨보면,

'포도당 주사 〉 설탕과 꿀 〉 죽 〉 빵 〉 국수와 라면 〉 백미 밥 〉 현미 밥'이 되겠지. 병에 걸려서 소화에 문제가 있다면 앞쪽의 음식을, 비만이나 당뇨로 문제가 있다면 뒤쪽의 음식을 먹는 것이 좋겠지.

혈당을 급격히 올리는 탄수화물을 나쁜 탄수화물이라고 부르고, 대표적인 것이 청량음료, 도넛, 과자 등인데, 이런 음식에는 공통으로 설탕이 다량 첨가되어 있단다. 빵도 나쁜 탄수화물이지만, 서양 사람들이 먹는 잡곡빵은 현미와 마찬가지로 좋은 탄수화물이란다.

지금까지 이야기를 들으면, 탄수화물은 건강의 최대 적인 것 같은데, 좋은 탄수화물이란 말을 들어보니 생소하다는 생각이 드네요.

다시 강조하지만, 탄수화물은 우리 몸에 없으면 안 되는 가장 중요한 영양소란다. 쌀, 밀, 옥수수, 감자, 고구마처럼 탄수화물이 많은 음식이 전 세계에서 주식으로 사용되는 이유가 탄수화물이

우리 몸에 가장 중요한 영양소이기 때문이란다. 다만 현대에 들어와 너무 많이 먹으니까 문제가 되는 거란다. 특히, 빵, 과자, 초콜릿, 케이크 등에 들어가는 설탕이 탄수화물 전체에 오명을 씌우고 있단다. 통곡물, 현미, 잡곡 등의 탄수화물은 오히려 비만 예방에 도움이 된단다.

그런데 저는, 술을 마실 때는 모르겠는데, 술을 마시고 난 후에는 배가 고파 무언가를 먹어야 하는데, 그렇다면 술이 혈당을 떨어뜨리나요?

그래. 술을 마시면, 간에서 알코올을 분해하는 해독 작용이 일어난단다. 간에서는 원래 글리코겐(간이나 근육에 저장되는 다당류)을 분해해서 포도당을 만들어 혈당을 공급하는 역할을 하는데, 알코올 해독 작용이 일어나면, 포도당을 만들지 못해 혈당이 떨어져 배가 고프단다. 예전에는 술을 마시고 나면 꿀물을 타 먹었는데, 술을 마시면 저혈당이 온다는 것을 경험으로 안 우리 선조의 지혜가 담겨 있다고 볼 수 있지.

혈당이 올라가는 것이 문제라면, 혈당을 낮추기 위해 술을 마셔도 되는 건가요?

그건 아니지. 술을 마시면 간에 지방이 쌓여 지방간이 되어, 간의 대사 능력이 떨어지기 때문에, 술을 마시는 것은 건강에 절대 좋지 않아. 또, 술의 알코올에도 칼로리가 많단다.

그럼 좋아하는 음식을 마음대로 먹으면서 혈당을 낮출 방법은 없나요?

애석하게도 좋아하는 음식을 마음대로 먹으면서 혈당을 낮출 방법은 없지만, 어느 정도 마음대로 먹으면서 혈당을 낮출 방법은 있단다. 바로 운동이지. **운동하면 근육이 혈당을 소비하기 때문에 혈당을 낮출 수 있단다.** 그런데 운동이 부족할 경우 근육에 미세지방이 생기고, 이것으로 인해 인슐린 저항성이 발생해 혈당이 더욱 올라가게 된단다. 따라서 규칙적인 운동을 통해 근육을 만들면 당뇨와 같은 건강을 걱정하지 않고 건강하게 살 수 있단다.

저도 운동하고 싶지만, 집에 돌아오면 너무 피곤해서 운동하기가 힘들어요.

그래. **정신노동자들이 운동하기 힘든 가장 큰 이유가, 뇌에서 혈당을 다 소모하기 때문**이란다. 정신노동이 없었던 시절에는 우리 몸의 혈당을 주로 근육이 사용했단다. 하지만 현대에 들어와 정신노동을 하기 시작하면서, 뇌가 사용하는 혈당량이 점차 늘어난 거야. 참고로, **뇌는 우리 몸무게의 3%를 차지하지만, 몸이 사용하는 에너지의 20~30%를 사용**한단다. 따라서 하루 종일 정신노동에 시달리면, 뇌가 혈당을 다 써버리고 근육이 쓸 혈당이 없어져 버려 손가락 하나 까딱거릴 힘도 사라지는 거지. 그래서 집에 오면 피곤해서 운동하기가 힘들단다. 하지만, 이럴수록 운동이 더욱 필요하단다. 피곤하니까 운동을 못하겠다고 하는데, 피곤하니까 운동해야 한단다. 여기에 대해서는 뒤에 자세하게 이야기하자.

6장

혈압이 건강의 척도인 이유는?

혈액 속에 혈당이나 중성지방이 지속해서 과도하게 있으면 혈전(핏덩이)이 생겨 혈관이 좁아지거나 막혀 고혈압이 된다. 운동을 하면 혈액 순환이 원활해져 혈전이 생기지 않을뿐더러, 새로운 모세혈관도 생겨 혈압이 낮아진다. 덧붙여서, 건강하기 위해 가장 중요한 것을 꼽으라면 '수면'과 '혈류'인데, 운동을 하면 잠도 잘 자고, 몸속의 피도 잘 흐른다.

혈액 속에 있는 혈당이 어떤 역할을 하는지, 그리고 혈당이 부족하거나 과하면 어떤 문제가 생기는지 이제 충분히 이해했어요. 그런데 혈액은 어떤 원리로 흘러가나요?

혈액이 온몸을 흐를 수 있게 하는 것은 심장이 펌프 역할을 하기 때문이야. 심장은 1분에 약 60~80번의 펌프질을 하여 심장에 있는 피를 온몸으로 흘려보낸다.

심장에서 출발한 혈액은 '동맥'을 거쳐 '모세혈관'을 지나 '정맥'을 통해 다시 심장으로 돌아오지.

동맥(動脈)은 '움직이는(動) 혈관(脈)'이란 뜻이고, 정맥(靜脈)은 '정지한(靜) 혈관(脈)'이란 뜻인데, 심장이 센 힘으로 펌프질을 하면, 피가 동맥을 따라 초속 약 50cm의 속도로 빠르게 흘러간단다. 피가 모세혈관을 지나 정맥으로 가면 속도가 아주 느려져서 거의 정지한 것과 같아 정맥이라 부르지.

우리 몸속 혈관의 99%를 차지하는 모세혈관은 '털(毛)처럼 가는(細) 혈관(血管)'으로, 굵기가 1/100mm로 머리카락의 1/10 크기란다. 또, 한 사람의 모세혈관 길이는 약 100,000km이고, 이는 지구와 달 사이 거리의 1/3이란다. 모세혈관은 단지 가는 혈관이라는 사실보다, 그 기능이 아주 중요해.

모세혈관은 온몸의 세포 사이를 모두 지나가는데, 초속 약 0.1mm(1분당 약 6cm)의 속도로 천천히 흐르면서, 혈당이나 산소를 세포에 전달하고, 세포가 버리는 각종 쓰레기와 이산화탄소를 받아서 온단다.(이중 쓰레기는 신장을 통해 오줌으로 배출되고, 이산화탄소는 허파를 통해 호흡으로 배출되지.) 따라서 모세혈관이 건강해야 세포가 건강하단다.

혈관에 문제가 발생하면 우리 몸의 건강에도 이상이 생기겠네요?

그래. 혈관에는 여러 가지 문제가 생길 수 있단다. 혈관이 좁아지거나, 혈관이 막히거나, 혈관이 터지면 치명적인 질병의 원인이 된단다.

혈관은 왜 좁아지나요?

혈관이 막히는 이유는 혈관 벽에 중성지방이나 콜레스테롤이 쌓여 구멍이 점점 좁아지다가 결국은 막히게 된단다.

잠깐만요. 중성지방은 뭐고, 콜레스테롤은 뭔가요?

중성지방은 음식물로부터 공급되는 탄수화물과 지방을 재료로 해서 간에서 합성된다. 이렇게 합성된 중성지방은 핏속을 돌아다니다가, 혈액 속에 혈당이 부족하면 케톤으로 분해되어 에너지로 사용된단다.

중성지방이 에너지로 사용된다면 중성지방이 나쁜 것은 아니네요?

그래. 혈관 질환의 주범인 중성지방이 적당하게 있으면 우리 몸에 굉장히 좋지만, 중성지방이 지속해서 과도하게 있으니까 문제가 발생하는 거지. 중성지방이 너무 많아지면 내장을 비롯한 우리 몸의 여러 곳에 축적되어 내장 비만의 원인이 되지. 예전에는, 인간이나 동물이 항상 먹이가 부족한 상황에서 진화되어 왔기 때문에, 몸 안에 중성지방이 과도하게 많은 경우는 거의 없었단다. 운이 좋아 먹이를 많이 먹어서 중성지방이 많아지더라도, 금방 다시 소진되기 때문이지. 하지만 지금은 먹을 것이 너무 많아, 중성지방이 항상 과다한 상태로 있기 때문에 문제가 된다.

콜레스테롤은, 지방은 아니지만, 콜레스테롤 하면 지방이 떠오를 정도로 지방과 연관이 깊다. 일반적으로 동물성 지방이 들어있는 곳에는 콜레스테롤이 들어 있지. 콜레스테롤은 우리 몸의 호르몬이나 합성 비타민을 만드는 원료이기 때문에 성장기 어린이나 젊은이에게는 없어서는 안 되는 아주 중요한 물질이란다.

그렇게 좋은 물질이 왜 혈관 질환에 나쁘다는 거예요?

콜레스테롤도 적당하면 괜찮은데, 혈당이나 중성지방처럼 많아서 문제가 되는 거야. 특히 나이가 들면, 콜레스테롤이 호르몬이나 합성 비타민으로 변화하지 못하고 몸속에 남아 있게 되어 문제가 심각해진단다. 그래서 나이 들면 콜레스테롤이 들어간 음식을 가급적 멀리하라고 하지. 그런데 최근에는, 여기에 대해서도 반론이 많단다.

반론이 많다고요? 어떤 반론이 있나요?

일반적으로, 혈액 속에 들어 있는 콜레스테롤 수치가 200mg/dL 이하면 정상이고, 그 이상이면 높다고 하는데, 이 수치가 사람의 체질에 따라 다르다는 거야. 채식만 하고 항상 운동하는 사람 중에서도 콜레스테롤 수치가 200이 넘는 사람이 있는데, 이 경우 유전적으로 높은 사람일 가능성이 크기 때문에 건강에는 이상이 없다는 거야. 또, 콜레스테롤은 80~90%가 몸에서 합성되고, 음식으로 섭취되는 양은 적기 때문에 콜레스테롤이 많은 음식을 먹어도 상관이 없다고 주장하는 학자들도 많아. 일부 학자는 콜레스테롤이 혈관에 나쁜 것이 아니라, 오히려 좋은 역할을 하므로 콜레스테롤 수치가 높다고 해서 인위적으로 낮출 필요가 없다는 거지.

콜레스테롤이 혈관에 나쁜 것이 아니라 좋은 역할을 한다고요?

그래. 혈관에 문제 있는 곳을 살펴보면 그 주변에 콜레스테롤이 많아서, 콜레스테롤이 혈관에 문제를 일으켰을 것으로 생각했는데, 반대로 혈관에 문제가 있는 곳에 콜레스테롤이 가서 치료를 해준다는 거지. 즉 화재 난 곳에 가보면 항상 소방관이 와 있는데, 그렇다고 해서 소방관이 화재를 일으킨 것은 아니라는 거지. 마찬가지로, 혈관 벽에 콜레스테롤이 달라붙어서 문제가 발생하는 건지, 문제가 발생하면 콜레스테롤이 그 부분에 달라붙어 혈관을 치료하는 것인지에 대해서 아직도 논란이 있단다.

최근, 사망 위험이 가장 낮은 콜레스테롤 수치는, 정상치인 200 이하보다 높은 210~249라는 연구 결과도 나오고 있단다. 어쨌든, **혈액 속에 중성지방과 콜레스테롤이 많은 것을 고지혈증이라고** 부른단다. '고지혈증'은 말 그대로 '혈액(血) 속에 지방(脂) 함량이 높은(高) 증상(症)'을 말한단다. **고지혈증이 되면 혈액은 끈적끈적하게 되고, 혈전이 생기기 시작**한단다.

혈전은 또 뭔가요?

피가 굳어서 생긴 핏덩이를 혈전이라고 하는데, 피가 굳는 경우는 두 가지가 있어. 첫째는, 혈관 벽에 상처가 나서 피가 공기 중에 노출되면 피가 굳게 되는데, 이렇게 굳어지는 것을 '혈병(血餠: 피떡)'이라 부른단다. 둘째는, 혈액 속에 지방 성분이 과도하게 많을 때 혈관 속에서 피가 굳어서 핏덩이가 생기는 것을 혈전(血栓)이라고 한단다. 이러한 지방 성분의 혈전은 혈관 내벽에 달라붙게 되는데 혈관에 지방이 달라붙으면, 혈관이 좁아지거나 막히고, 혈압으로 인해 막힌 곳이 터지기도 한단다.

혈관이 좁아지거나 막히거나 터지면 어떤 병들이 생기나요?

만약 혈관이 좁아지거나 막히거나 터지면 그 부위에 혈액이 공급되지 못하고, 혈액이 공급되지 못하면 혈관 주변의 세포들이 죽게 되지. 예를 들어, 눈의 망막에 들어가는 혈관에 문제가 생기면 실명하게 된다. 하지만 이 중에서도 뇌와 심장으로 들어가는 혈관이 막히거나 터지면 큰 문제가 발생하는데, 뇌세포가 죽으면 말을 못하거나 반신불수, 혹은 혈관성 치매가 되고, 심장의 근육 세포가 죽으면 심장이 멈추게 되므로 바로 사망하게 된단다. 뇌와 심장에서 생기는 질병의 대표적인 것은 다음과 같단다.

○ 뇌경색(腦梗塞)

뇌의 혈관이 막히면 피가 통하지 못하게 되고, 피가 통하지 못하면 산소와 포도당의 부족으로 주변의 뇌세포가 죽게 되는 병이다.

○ 뇌출혈(腦出血) 혹은 뇌일혈(腦溢血)

뇌의 혈관이 막힌 상태에서 혈압이 올라가면 혈관이 터지기도 하고, 혈관이 낡아서 혈관이 터지기도 하는데, 혈관이 터지면 피가 나서 뇌에 고이게 된다. 이런 병을 뇌출혈 혹은 뇌일혈이라고 한다.

○ 심근경색(心筋梗塞)

심장을 둘러싸는 관상동맥이 좁아져 피가 잘 통하지 않으면, 산소와 포도당 부족으로 심장 근육 세포가 죽게 되는 병이다. 참고로, 관상동맥(冠狀動脈: 관 모양의 동맥)은 머리에 쓰는 왕관(王冠)처럼 심장 주위를 둘러싸고 있기 때문에 붙여진 이름이며, 심장에 산소와 영양분을 공급하는 역할을 담당한다.

이외에도 피가 공급되지 않아 생기는 병은 많단다. 요약하면, 모든 세포가 정상적으로 작동되려면 피가 영양분과 산소를 공급해야 하는데, 혈관에 문제가 생겨 피가 정상적으로 공급되지 않으면 세포가 죽게 되고, 이렇게 세포가 죽어서 세포가 있는 기관이 제대로 작동하지 않는 것을 우리는 병이라 부른단다. 그리고 이런 상황이 지속되면 인간은 죽게 되지.

피를 운반하는 혈관이 정말 중요하네요. 그런데 몸속 혈관은 눈에 보이지 않잖아요. 그렇다면 혈관에 이상이 있다는 것을 어떻게 알 수 있나요?

혈관에 이상이 있음을 가장 쉽게 알 수 있는 방법이 혈압이란다.

혈관에 이상이 오기 시작하면 맨 먼저 혈압이 올라간단다.

혈압은 자주 들어 친숙한 단어인데, 정확하게 무엇인가요?

심장에서 온몸에 피를 공급하려면 심장을 수축해서 혈액을 동맥 쪽으로 밀어내어야 하겠지. 이때 **밀어내는 힘 또는 압력을 혈압**이라고 부른단다. 보통 120mmHg 이하를 정상으로 보고, **140mmHg 이상을 고혈압**이라고 한단다.

고혈압이 건강에 나쁘다고 하는데, 혈압이 높아 피가 몸속에 많이 흘러 들어가면 오히려 건강에 좋은 것이 아닌가요?

그래. 혈압이 높으면 몸속에 피가 많이 흘러 들어가, 세포에 더 많은 혈당과 산소를 공급해 주면 당연히 몸에 좋단다. 예를 들어, 위험한 상태가 되면 몸에서 아드레날린이라는 호르몬이 분비되는데, 이 아드레날린이 분비되기 시작하면 호흡이 빨라지고 혈압이 올라간단다. 호흡이 빨라지면 산소가 많이 흡입되고 혈압이 올라가면 몸에 피가 많이 공급되니까, 세포에서 많은 에너지를 만들게 되어, 위험에 대비할 수 있게 되지. 이런 위험한 상태가 끝나면 아드레날린 분비가 중지되고, 혈압은 원래대로 돌아와 에너지를 최소로 사용하게 된단다. 또, 운동이나 힘든 일을 할 때도 근육이 혈당과 산소를 많이 사용하기 때문에 더 많은 피를 공급하기 위해 혈압이 올라간단다. 이렇게 **일시적으로 혈압이 올라가는 것은 아주 정상**이란다.

그런데 혈관이 좁아지거나 일부가 막히거나 딱딱해지면, 피가 잘 흘러가지 못하지. 이때 심장은 피를 잘 흐르게 하기 위해 더 큰 압력으로 피를 밀어내는데, 이때도 혈압이 올라간단다. 우리가 고혈압이고 부르는 것이 바로 이런 상황에 해당한단다.

나이 들면 보통 혈압이 올라가는데, 혈압이 올라간다는 이야기는 **혈관이 좁아지거나, 일부가 막히거나, 딱딱해졌다는** 신호란다. 혈관을 수도관에 비유하면 쉽게 이해할 거야. 수도관이 오래되면 수도관 안이 녹슬거나 이끼가 끼어 관이 좁아지지. 좁아진 수도관에서, 좁아지기 전에 보냈던 물과 같은 양을 보내려면 물을 보내는 펌프의 압력을 높이는 수밖에 없단다.

수도관과 마찬가지로 혈관도 오래되면 혈관 내부에 혈전이 생겨 혈관 벽에 달라붙어 혈관이 좁아진단다. 따라서 심장에서 압력을 높여서 피를 보내야 하는데, 이런 상태가 고혈압이 되는 거야.

르네상스 시대 이탈리아를 대표하는 천재적 미술가이자 과학자인 레오나르도 다 빈치(1452~1519)는 인체 해부도를 그리기 위해 젊은 사람부터 노인에 이르기까지 10여 명의 인체를 해부하였는데, 이때 나이가 들수록 혈관 안에 찌꺼기가 끼어서 좁아지는 것을 보았단다. 이런 사실로부터, 늘어서 혈관이 막히면 결국 사람이 죽는다는 결론을 얻었지.

결론적으로, 고혈압이 되는 이유는 혈관에 문제가 있다는 증거이고, 혈관에 문제가 있으면 피가 잘 흐르지 않게 되고, 피가 잘 흐르지 않으면 신체의 각종 장기(심장, 허파, 위, 창자, 신장, 간, 눈, 뇌)의 기능이 떨어질 수밖에 없고, 결국 건강이 나빠져 결국 죽음에 이르게 되지. 그래서 고혈압이 건강에 나쁘다고 말하는 거야.

혈압이 높아 문제라면 혈압을 낮추는 약을 먹으면 되지 않나요? 제 주변에는 고혈압 약을 먹는 사람이 많아요.

그래. 요즘 나이 들면 많은 사람이 고혈압 약을 먹는데, 고혈압 약은 장단점이 있단다. 장점은 혈압이 높아 혈관 손상으로 인해 생기는 뇌졸중(腦卒中), 심장병, 신부전, 망막병, 말초동맥질환 등을 막는데 도움이 된다는 점이지. 그런데 고혈압의 원인을 보면, 몸 안의 혈관이 막히거나 좁아져서 피가 충분히 공급되지 못하기 때문에 혈압을 올려서 피를 더 많이 공급하기 위함인데, 혈압을 낮추면 다시 피가 충분히 공급되지 못하고, 결과적으로 몸의 장기나 피부, 근육, 뇌 등의 세포들이 점차 죽어간단다. 따라서 고혈압 약을 일시 복용하는 것은 큰 문제가 되지 않겠지만, 장기적으로 복용하는 것은 건강에 좋지 않단다.

고혈압 외에도 혈관 이상을 알 수 있는 방법이 있나요?

그래. 혈관 이상은 피부만 봐도 알 수 있어. 피부 아래에는 **모세혈관이 지나가는데, 모세혈관이 막히거나 혈액 순환이**

느려지면 피부 노화가 일어나기 시작하지. 피부에 영양소와 산소가 공급되지 않으니까 당연한 것이 아니겠니? 나이 들면 피부가 처지거나 주름이 지는데, 그 원인은 피부 아래에 있는 모세혈관이 막히거나 점차 사라지기 때문이란다. 또, 나이 든 여성들에게 나타나는 셀룰라이트(허벅지, 엉덩이, 복부에 주로 발생하는 '오렌지 껍질 모양'의 피부 변화)도 모세혈관의 혈액 순환 장애로 일어난단다. 피부에 각질이 많이 생기는 것도 마찬가지이고.

참고로, 60대에 이르면 모세혈관이 40% 정도 감소한단다. 이때, 피부 아래의 모세혈관만 감소하는 것이 아니라 몸 전체의 모세혈관이 함께 감소하지. 즉, 피부 아래의 모세혈관이 나빠지면 뇌, 심장, 허파, 위, 창자, 신장 등에 있는 모세혈관도 나빠지고 있다고 볼 수 있지. 따라서 피부를 보면 몸 전체의 건강 상태를 알 수 있단다.

모세혈관에 문제가 없으면, 건강하게 오래 살 수 있다는 이야기이네요. 그럼 어떻게 하면 그럴 수 있나요?

사실, 운동 외엔 답이 없단다. 운동하면, 핏속에 있는 중성지방을 태우니까 혈전이 생길 가능성을 차단하게 되지. 또한 혈전이 생기더라도 운동으로 혈액을 빠르게 순환시키면 혈전이 사라진단다. 수도관 내에 물이 빠르게 흐르면, 수도관 안에 이끼나 이물질이 달라붙지 않는 것과 같은 원리란다. '이코노믹클래스 증후군' 혹은 '코치 증후군'이란 이야기 들어봤니?

예, 비행기의 좁은 좌석에 장시간 여행하는 사람에게 발생하는 병이라는 것만 알고 있어요.

　그래, 맞다. 이코노믹클래스 증후군은, 좁은 좌석에서 움직이지 않고 오랫동안 있으면 다리 정맥에 혈전이 발생하고, 이 혈전이 허파로 가서 허파 동맥을 막아 호흡 곤란이나 심정지를 일으키는 병이지. 심하면 사망에 이르기도 한단다. 혈전은 이처럼 움직이지 않으면 정상적인 사람이라도 발생하기 쉽다.

　반대로 움직이거나 운동을 하면 혈전이 발생하지 않고, 설사, 혈전이 있다고 해도 곧 사라진단다. 이코노미클래스 증후군을 예방하려면 적어도 1시간에 한 번은 기내에 서서 걸어 다니고, 앉아 있는 동안은 발과 무릎 등을 주물러서 피가 잘 통하게 하는 것이 좋단다. 참고로, 저용량의 아스피린을 먹으면 혈전 생성을 막을 수 있단다. 그래서 고혈압 환자에게 아스피린을 처방하는 경우도 있단다. 하지만 아스피린을 장기 복용하면 두통, 위궤양, 출혈성 뇌졸중(腦卒中), 알레르기 반응, 청력 감소, 이명증 등 다양한 부작용이 생길 수 있지. 하지만 운동은 이런 부작용이 없이 혈전을 막을 수 있는 최상의 방법이란다.

　요약하면, **운동하면 혈액이 빠르게 순환되고, 혈액이 빠르게 순환되면, 혈전이 생기지 않고 혈관 벽에 혈전이 달라붙지 않을**

뿐 아니라 혈관도 튼튼하게 해준다.

운동하면 혈관도 튼튼하게 된다고요?

그렇지. 운동하면 세포에 산소와 영양소를 많이 공급해서, 세포를 건강하게 해준다고 이야기했지. 혈관도 당연히 세포로 이루어져 있어. 따라서 운동하면 혈관 세포가 튼튼해진단다. 더 중요한 사실은, 운동하면 더 많은 세포에 피를 보내기 위해 새로운 모세혈관도 생긴다는 사실. 새로운 모세혈관이 생기면, 피가 흐르는 통로가 많아지기 때문에 자연히 혈압도 내려가고 피부도 좋아지고, 몸속 모든 장기도 건강해지는 것이지.

건강한 혈관이 정말 중요하네요. 혈관 질환 예방에는 근력 운동과 유산소 운동 중 어떤 것이 좋을까요?

혈관 질환 예방을 위해서는 근력 운동과 유산소 운동을 병행해서 실시하는 것이 좋단다. 하지만 혈관 질환이 이미 있는 사람들의 경우, 고강도의 근력 운동은 위험할 수 있어 주의해야 하지.

근력 운동이 왜 위험하나요?

고강도의 근력 운동은 순간적으로 혈압을 상승시킬 수 있기 때문에, 체내에서 혈관이 터질 수도 있어. 요가나 필라테스처럼 고통스러운 자세도 혈압을 올리기 때문에 이런 운동도 혈관 질환이 있는 사람은 피하는 것이 좋아. 고혈압 등 혈관 질환이 있는 사람이 가장 실천하기 쉬운 운동은 걷기란다. 걷기의 운동 효과를 보기 위해서는 일주일에 3~4회, 최소 30분 이상 걷는 것이 좋지.

지금까지 혈당과 혈압에 대해 이야기했는데, 이 두 가지의 이상으로 인해 생기는 병이 고혈압과 당뇨병이라는 것은 충분히 이해했겠지. 그런데 불과 50년 전만 해도 고혈압이나 당뇨병은 부자들만 걸리는 희귀 질병이었으나, 지금은 일상의 질병이 되었단다.

건강보험심사평가원은 2019년 기준, 고혈압으로 병원을 방문한 환자는 887만 명, 당뇨병은 347만 명이고, 두 병을 같이 앓는 환자는 224만 명이라고 한다. 중복환자를 제외하면 1,010만 명이 고혈압이나 당뇨병으로 병원을 방문하고 있다. 5명당 1명이 고혈압이나 당뇨병 환자인데, 고혈압이나 당뇨병이 있으나 병원을 방문하지 않는 사람과, 고혈압이나 당뇨병 전 단계에 있는 사람을 합치면, 아마 우리나라 인구의 절반이 넘지 않을까?

7장

최상의 다이어트 방법은?

살을 빼려면, 몸속의 지방을 태워 에너지로 사용하는 체질로
바꾸어야 한다. 체질을 바꾸는 가장 좋은 방법은 저탄고지로 일단
다이어트를 완성한 후, 간헐적 단식으로 옮겨 가는 것이 좋다.

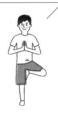

운동하려면 반드시 다이어트를 해야 하나요?

그래. 다이어트를 해서 몸무게가 정상이 되면, 운동하는 것 못지않게 건강해진단다. 살이 빠지면, 혈압이 낮아지고 콜레스테롤과 중성지방 수치도 감소하며, 혈당도 정상으로 돌아온단다. 이렇게 몸을 정상적으로 만든 후에 운동하면 운동의 효과가 배가 된단다. 또한, 목구멍 주변의 불필요한 지방이 감소하여 코골이도 사라지면서 깊은 잠을 잘 수 있기 때문에 운동으로 인한 피로도 쉽게 사라진단다. 특히, 운동하기 위해 살을 빼야 하는 가장 큰 이유는, 무릎이나 발목의 관절 때문이란다.

체중 1kg이 늘어나면, 무릎 관절에 걸리는 충격 하중은 4kg이 증가한다고 한단다. 만약 체중 5kg을 줄인다면, 관절에 걸리는 충격 하중은 20kg이나 줄어드는 셈이지. 따라서 본격적으로 운동하려면 반드시 다이어트를 해서 살을 **빼고** 시작하는 것이 좋다.

저도 살을 빼려고 여러 번 다이어트를 했는데, 번번이 실패만 했어요. 예를 들어, 아침에 밥을 굶으면 점심 무렵에 하늘이 노래지고, 온 몸에 힘이 없고 손이 덜덜 떨려요.

아침을 먹지 않고 일을 하면 혈당이 떨어지기 때문에, 그런 현상이 생긴단다. 뇌에 혈당이 공급되지 않으면 하늘이 노래지고, 근육에 혈당이 공급되지 않으면 온몸에 힘이 없고 식은땀이 나기도 하고 손이 떨리기도 하지. 이는 전형적인 **저혈당 현상**이란다. 만약 당뇨병 환자라면 이런 상태가 생명을 위협할 수도 있지. 하지만 당뇨병 환자가 아니라면 그다지 걱정할 필요는 없단다. 따라서 규칙적인 식사를 유지하여 이런 상태에 이르지 않게 하는 것이 중요하단다.

운동으로 살을 빼려고도 해봤지만, 운동하고 나면 배가 고파 음식을 더 먹게 되어 오히려 살이 쪘어요.

일반적으로 운동하면 식욕이 증가하는데, 그 이유는 앞서 말한 혈당 때문이란다. 운동하면 근육 세포가 더 많은 에너지를 만들려고 더 많은 혈당을 사용하기 때문에, 혈액 속의 혈당량이 떨어지게 되고, 혈당량이 떨어지면 배고픔을 느끼게 되어 더 많은 음식을 먹게 된다. 따라서 **운동을 해서 살을 빼기는 거의**

불가능하단다.

　예전 항간에 "수영하면 살이 찐다."는 말이 있었는데, 실제로 수영하면서 살이 찌는 사람을 여러 명 봤단다. 평소에 밥을 조금만 먹던 사람이 수영하면서 식욕이 엄청나게 늘어서 오히려 살이 찌게 되는 것이지.

　식욕을 억제하더라도 여전히 운동으로 살 빼기는 힘들단다. 그 이유는 운동만으로 살을 빼려면 운동을 엄청나게 많이 해야 하기 때문이야. 예를 들어, 지방 1kg의 칼로리는 9,000kcal인데, 몸무게 50kg인 사람이 걷기 1시간을 하면 200kcal가 소모되고, 수영 1시간을 하면 500kcal가 소모된단다. 따라서 하루 1시간 운동으로 몸무게 1kg을 빼려면, 걷기는 45일, 수영은 약 20일이 걸리겠지? 수영의 경우, 1시간 수영한다고 해도, 휴식 시간을 감안하고 일주일에 3~4번 한다면, 걷기와 비슷한 시간이 걸린단다.

　참고로 42km가 넘는 마라톤 코스를 완주하면 약 3,000kcal가 소모된단다. 1주일 만에 1kg을 빼려면, 마라톤 코스를 3번 완주하거나, 매일 하루에 4시간 이상 걸어야 하지. 그런데 이렇게 열심히 운동해도, 식욕이 늘어나 밥을 조금만 더 먹으면 모든 게 허사가 된단다.

　어느 일본 학자는 운동만으로 다이어트에 절대 성공할 수 없는 이유를 우회적으로 설명을 하는 것을 보았다.

"식사는 살을 찌게 만들고 운동은 살을 빼게 하는데, 식사는 1주일에 14~21번 하지만 운동은 1주일에 고작 3~4번을 한다. 따라서 운동만으로는 살을 뺄 수 없다."

그런데 내 경우는 운동하고 싶어도 할 수 없는 체질이었단다.

운동을 할 수 없는 체질은 또 뭔가요?

내가 가진 체질의 핵심은 염증이란다. 앞에서도 이야기했듯이, 내가 가지고 있었던 위염, 장염, 치주염, 비염, 전립선염 등 모든 염증은 대부분 비만과 깊은 관련이 있단다. 동양 의학에서 염증의 염(炎) 자는 불 화(火) 자가 2개 합쳐진 글자로, 염증이 난 자리에 열이 나기 때문에 붙여진 이름인데, 비만인 사람은 몸에도 열이 나지. 즉, 염증과 비만은 서로 다른 것이 아니라는 것이야. 실제로 전문 의사들의 말에 따르면, 비만은 만성 염증 상태 그 자체라고 말한다.

내 경우, 운동을 하면 몸이 피곤해지면서 열이 나는데, 피곤해지거나 열이 나면 이런 염증들이 더욱 악화되었지. 그래서 운동을 포기할 수밖에 없었단다. 포기하지 않고 운동을 계속하면 염증이 더욱 심해져서, 결국 병원에 가서 주사를 맞고 나서야 포기하였지. 결국, 나처럼 몸에 염증이 많다면, 운동으로 살을 빼는 것은 불가능하단다.

하지만 저는 운동하고 나면 몸무게가 1kg 정도는 빠지는 것 같은데요.

그래. 운동하면 몸무게가 빠지기는 하는데, 이건 몸속의 지방을 태워 빠지는 것이 아니라 운동을 할 때 땀을 흘려 빠지는 거란다. 즉, 몸속의 수분이 빠져나가 몸무게가 줄어드는 거란다. **수분으로 빠진 몸무게는 물만 마시면 다시 원래대로 돌아오지.** 마찬가지로, 사우나에서 땀을 빼서 몸무게를 줄이려는 사람도 있는데, 이것도 모두 자기만족적인 수고일 뿐이지.

그렇다면 운동보다 먹는 것을 줄이는 방법이 더 낫겠네요.

그렇단다. 하지만 여기에도 문제가 있는데 **식욕을 참는 것이 운동하는 것보다 더 힘들단다.** 강한 의지로 식욕을 참아서 살을 뺐다고 하더라도 곧 다시 살이 찌게 되지. 소위 말하는 '요요현상'이지. 다이어트를 한 후 살이 다시 찌는 이유는 우리 몸에 있는 유전자가 굶주림에 대처하도록 진화했기 때문이란다. 이성적으로 생각해서, '살을 빼야겠다'고 마음을 먹고, 배고픔을 이기면서 목표를 달성하였다고 치자. 하지만, **살이 빠지면, 몸은 생존(또는 번식)을 위해 더 많은 음식을 먹어서 몸에 비축하려고 하는 본능이 우리 유전자에 각인되어 있단다.** 살을 빼고 나면, '오늘은 운동을 많이 했으니, 아이스크림을 조금 먹어도 되겠지.', '오늘은 내 생일이니까, 하루쯤 케이크를 먹어도 되겠지.', '고기는 단백질이라 근육 키우기에 도움이 되니까 먹어도 되겠지.' 등등 수많은 핑계와 자기합리화로 자신을 속이면서 먹기 시작하지. 그리고 어느 순간에 예전보다 몸무게가 더 늘어난 상태로 돌아오는 현실을 많이 봐왔지 않니? 혹자는 이런 상황을 '이성은 본능을 이길 수 없다'라고 말하지. 즉, '살을 빼려는 이성은, 먹고 싶은 본능을 이길 수 없다'는 뜻이지.

운동해서 살을 빼기는 불가능하고, 먹는 것을 줄이는 것은 더욱 불가능하다면, 도대체 어떻게 살을 빼야 하나요?

'이성은 본능을 이길 수 없다'라면, 살을 빼기 위해서는 본능을 바꾸는 방법밖에는 없어. 즉 살이 빠져도 배고픔을 느끼지 않도록 하면 되겠지.

그게 가능한가요?

가능하단다. 개인적으로 나는 7년 전에 다이어트에 성공하였고, 지금까지 한 번도 요요현상에 시달려 본 적이 없단다. 내가 한 다이어트는 저탄고지(LCHF, Low Carbohydrate High Fat)라는 방법인데, '저 탄수화물, 고 지방' 음식을 섭취하는 방법이었어.

탄수화물을 적게 먹고, 지방이 있는 음식을 많이 먹는다는 이야기인가요?

그래. 정확하게 이야기했구나. 덧붙이면, 채소와 단백질도 먹어야 한단다. 이때 가장 중요한 점은 음식이 보고 싶지 않을 정도로 배불리 먹어야 한단다.

배불리 먹고도 살을 뺄 수 있다니 너무 좋네요. 그런데 저탄고지 하면 어떻게 본능이 바뀌는가요?

앞에서도 말했지만, 인간의 세포가 에너지를 만들기 위해 필요한 것은 탄수화물(포도당)이란다. 그런데 탄수화물을 먹지 않으면 사람이 죽을까?

며칠 밥을 안 먹는다고 죽지는 않잖아요?

그래. 며칠 밥을 먹지 않아도 죽지 않는다는 말은 몸속에 있는 다른 무언가가 대체 에너지로 사용되기 때문이지. 탄수화물을 먹지 않으면, 몸속에 저장된 지방이 분해되어 '케톤(ketone)'이라는 물질이 생기는데, 세포는 이 케톤을 사용하여 에너지를 만들지. 케톤은 혈당이 부족할 때, 간 속에서 지방 세포를 이용해 만드는 물질이란다.

일반적으로는 포도당만이 뇌나 근육에 에너지로 사용된다고 알려져 있으나, 사실 케톤도 뇌와 근육 등에 에너지원으로 사용된단다. 다만 탄수화물에서 얻어지는 포도당은 빠르게 에너지로 변하기 때문에 뇌와 근육에 빨리 작용을 하나, 케톤은 지방이 분해되어야 하는 과정을 거쳐야 해서 천천히 작용한단다. 어쨌든 저탄고지를 하면 탄수화물(포도당) 대신, 몸속의 지방을 사용해서 에너지를 얻기 때문에 살이 빠진단다.

저탄고지는 원래 체중 감량이 목적이 아니라 간질, 치매 등 신경성 질환이나 당뇨병을 예방하고 개선하기 위한 식이요법이란다. 당뇨병 환자는, 인슐린 문제로 탄수화물을 분해한 포도당을 에너지원으로 사용할 수 없고, 지방을 분해한 케톤을 에너지원으로 사용하기 때문에, 탄수화물을 줄이고 지방을 많이 섭취하는 것이지. 실제로 내가 중학교에 다닐 때, 선생님 중 한 분이 낭뇨병에 걸려, 쇠고기만 믹는다는 이야기를 듣고 '별 이상한 병도 다 있다'고 생각했었는데, 지금 생각해 보면 그것이 저탄고지였던 거야.

아. 잠깐만요. 탄수화물 대신 지방을 사용해서 에너지를 얻지만, 지방을 배불리 먹는다면 살이 더 찌는 것이 아닌가요? 지방이 탄수화물보다 칼로리도 높잖아요?

논리적으로 보면 네 말이 맞다. 하지만 반전이 숨어 있단다. 우리 몸이 포도당(탄수화물) 대신, 지방을 분해해서 나오는 케톤을 에너지로 사용하는 상태를 '케토시스(ketosis)'라고 한단다. 케토시스 상태가 되면 몸에 몇 가지 변화가 일어나는데, 그중 가장 큰 변화가 식욕이 떨어지는 거란다. 저탄고지를 처음 시작할 때는, 탄수화물을 먹지 않기 때문에 혈당이 떨어져 많이 먹게 되는데, 케토시스 상태에 도달하면 식욕이 떨어져 음식을 봐도 별로 먹고 싶다는 생각이 들지 않는다.

식욕이 어느 정도 떨어지는지 개인적인 경험을 이야기해 보자. '소소하지만 확실한 행복'이란 말의 줄임말인 '소확행'이란 단어를 들어봤지. 나의 소확행은, 결혼 후 몇 십 년 동안 매주 토요일 새벽 가족들이 아무도 일어나지 않았을 때, 혼자 일어나서 라면을 끓여 먹는 것이었지. 어릴 때부터 라면을 너무 좋아해서, 슈퍼마켓에 장 보러 가면 반드시 들리는 곳이 라면 코너였고, 새로 나온 라면이 있으면 꼭 사 와서 먹어 봤을 정도였지. 대한민국에 나보다 라면을 더 좋아하는 사람이 없을 거라고 생각할 정도로 라면을 좋아했단다.

그런데 저탄고지를 시작하면서 케토시스 상태에 들어가니까, 그렇게 좋아했던 라면이 싫어졌단다. 지금까지 살아오면서 이런 경험이나 유사한 경험을 한 번도 한 적이 없어서, 정말 말도 안 된다는 생각이 들 정도였으니까. **케토시스 상태가 되면 식욕이 떨어지고, 식욕이 떨어지면 음식을 적게 먹고, 음식을 적게 먹으면 저절로 살이 빠진단다.** 다이어트에 실패하는 이유가 '살을 빼려는 이성은, 먹고 싶은 본능을 이길 수 없다'는 것이었는데, 식욕이 떨어지면 다이어트는 자동적으로 성공을 할 수밖에 없겠지.

정말 그렇네요. 그런데 케토시스 상태에 도달하려면 얼마나 걸리나요?

대략 1주일에서 한 달 정도 걸린단다. 저탄고지에 성공한 사람들과 이야기를 나누어 봤는데, 사람마다 차이가 있단다.

탄수화물을 완전히 끊은 사람도 있고, 탄수화물을 조금만 먹으면서 하는 사람도 있는데, 탄수화물을 적게 먹을수록 빨리 도달할 수 있단다.

저탄고지 할 때 주로 어떤 음식을 먹었나요?

나의 경우 아래와 같이 먹었단다.

· 아침: 오믈렛(달걀 2개와 치즈 1장) 혹은 소고기국밥(밥 2숟가락 + 생달걀 1개와 치즈 1장 추가)
· 점심: 불고기 쌈밥(밥은 반 공기) 혹은 회덮밥(밥은 반 공기)
· 저녁: 쌈밥(밥 2숟가락 + 삼겹살/고등어구이/스테이크/닭고기 + 상추/삶은 양배추)
· 간식 또는 반찬: 반숙 달걀, 달걀찜, 각종 치즈, 100% 고기 소시지, 100% 생선 어묵, 토마토, 샐러드

내 경험으로는 달걀과 치즈가 공복감을 없애주는데 가장 좋은 음식인 것 같아.

최근 미국에서 유행하는 '삶은 달걀 다이어트'도 그래서 나온 것이 아닌가 싶어. 위의 음식을 계속 먹으면 물려서 못 먹을 수 있는데, 이때는 다음과 같이 탄수화물이 없는(달지 않은) 소스를 항상 준비하여 같이 먹으면 쉽게 먹을 수 있단다.

· 마요네즈, 무가당 요거트, 참기름, 된장, 고추장, 겨자, 발사믹 식초, 고추냉이(와사비), 우스터 소스

개인적으로 나는 와사비 마요네즈(와사비 맛 나는 마요네즈)를 가장 좋아한단다. 이렇게 한 10일 정도 먹으니까, 앞에 이야기했듯이 라면이 보기도 싫어지더라. 그리고 밥을 먹지 않아도 배가 고프지 않게 되더구나.

저탄고지 다이어트를 할 때, 밥과 같은 탄수화물을 아예 먹지 않으면 안 되나요?

밥과 같은 탄수화물을 아예 먹지 않고 고기만 먹으면 좋지만, 계속 먹으면 질려서 고기를 먹을 수가 없단다. 쌈을 싸 먹을 때, 밥을 티스푼 1숟가락 정도만 넣어주면 질리지 않게 고기를 계속 먹을 수 있지. 또 쌈을 싸 먹는 이유도, 고기만 먹을 때의 느끼함을 줄여줄 수 있고, 동시에 야채를 섭취할 수 있기 때문이란다.

저탄고지 다이어트를 하면 어려움은 없나요?

케토시스 상태에 들어가면 두통이 온다. 뇌에 혈당(포도당)이 공급되지 않기 때문이지. 따라서 두통이 심하면 탄수화물을 약간 먹어야 좋단다. 즉 밥은 조금 더 먹든가, 사탕 같은 것을 먹으면 되지. 시간이 지나면 두통에 익숙해져 아프지 않게 되는데, 이런 단계가 오면 케토시스에 적응이 되었다고 볼 수 있단다. 이런

기간이 내 경우는 한 달 정도가 걸렸지. 지금도 아주 가끔 두통이 오기는 하지만, 그리 심하지는 않아.

두통이 오는 것은 케톤 때문인가요?

그래. 케톤이란 물질이 두통을 오게 하고, 식욕을 떨어지게 한단다.
또, 탄수화물을 적게 먹으면 혈당이 별로 올라가지 않기 때문에, 인슐린도 적게 분비되고, 인슐린이 적게 분비되니까 혈당이 덜 내려가 배가 고프지 않게 된단다. 예전에는 아침을 굶으면 점심 때쯤 손이 떨리고 하늘이 노래져서 점심은 폭식했는데, 이제는 밥을 하루 종일 굶어도 배가 고프지 않단다. 그뿐만 아니라, 예전에는 운동하거나 집중하고 나면, 무언가 먹어야만 했지. 이런 상태를 흔히 '당이 당긴다'라고 말하지. 하지만 이제는 운동하거나 뭔가에 집중해도 더 이상 당이 당기지 않는단다. 또한 마트나 슈퍼마켓에 가더라도, 라면 코너는 그냥 지나치지.

케톤의 부작용이 두통 이외에는 없나요?

케톤이 호흡이나 땀을 통해 몸 밖으로 나오면서, 입 냄새나 땀 냄새에 아세톤 같은 악취를 풍긴단다. 드물기는 하지만, 피부에 심한 가려움증, 발진, 메스꺼움, 구토, 복통, 빈맥, 저혈압 등이 오기도 하지. 이런 상황이 오면 탄수화물 섭취를 늘려주어야 한단다. 또, 탄수화물을 제한하면 행복 호르몬인 도파민이 분비되지 않아, 몸이 찌뿌둥하고 짜증 나는 등 괴롭단다. 뇌에 혈당이 공급되지 않으니까 기억력도 떨어지고 집중력도 낮아진단다. 책을 읽어도 앞 페이지의 내용도 잘 기억나지 않고. 하지만, 영원히 이런 것은 아니고, 몸무게가 빠질 때까지만 견디면 된단다. 또 이런 것이 고통스럽다면 다이어트하는 시간이 다소 걸리더라도 탄수화물을 조금씩 섭취하면서 하는 것이 좋단다.

저탄고지 다이어트를 할 때 주의 사항은 없나요?

우리 몸에서 지방을 분해하여 케톤을 만들 때 물이 많이 필요하므로, 다이어트하는 기간 동안 물을 자주 마셔 주어야 한단다. 인간은 아무것도 먹지 않아도 물만 마실 수 있다면 한 달까지도 살 수 있단다. 물이 있으면, 몸 안에 있는 지방을 분해해서 케톤을 만들 수 있기 때문이지.

그리고 위 이야기는 내 개인적인 경험이므로 모든 사람에게 똑같이 적용할 수는 없다는 것을 알아야 한다. 예를 들어, 어떤 병이 있는 사람에게는 저탄고지 다이어트가 위험할 수도 있기 때문이야. 이런 사람은 반드시 의사와 상의해 보는 것이 좋겠지.

예. 알겠어요. 저탄고지 다이어트로 한 달 동안 몸무게가 얼마나 빠졌나요?

나의 경우는 한 달 동안 약 6kg 정도가 빠졌단다. 이후에는 탄수화물 섭취를 조금씩 늘리면서, 몸무게가 더 빠지지 않도록 조절하였지. 덧붙여 말하면, 그동안 매년 하는 건강 검진에서 체지방은 항상 표준보다 많았고, 근육은 항상 표준보다 더 모자랐지만, 이제는 둘 다 모두 표준치 안에 들어왔단다. 성인이 된 이후, 둘 다 표준치 안에 들어오기는 처음이란다.

저탄고지 다이어트를 지금까지 계속 하고 있나요?

그렇지는 않아. 몸무게를 목표한 만큼 줄이고 나서는 저탄고지를 멈추었지. 이제는 탄수화물을 예전처럼 많이 먹지 않고, 적당히 조절해서 먹고 있단다.

저탄고지 다이어트를 그만둔 이후에, 다시 살이 찌지는 않았나요?

그래. 이후에는 다시 살이 찌지는 않았어. 다만, '간헐적 단식'으로 체중 조절을 했단다.

간헐적 단식은 또 무엇인가요?

간헐적 단식은 말 그대로, 계속 단식을 하는 것이 아니라 간헐적으로 단식을 하는 거란다. 예를 들어, 일주일에 하루를 완전히 굶거나, 하루 중 아침이나 저녁을 먹지 않는 방법이지.

간헐적 단식의 원리가 무엇인가요?

간헐적 단식은 저탄고지와 비슷한 원리란다. 단식하는 동안 탄수화물이 없으니까 지방을 분해해서 케톤을 만들어 에너지를 공급하기 때문에, 단식하는 동안 살이 빠지는 원리지.

간헐적 단식은 어떻게 했나요?

16:8이라고 부르는 간헐적 단식은, 하루 중 16시간을 단식하고 8시간 마음대로 먹는 것이란다. 예를 들어 정오에서 저녁 8시까지 8시간은 음식을 먹고, 이후 다음 날 정오까지 16시간은 단식을 하는 거란다. 이렇게 하면, 저녁 8시부터 낮 동안 먹은 탄수화물을 에너지원으로 사용하다가, 사용할 탄수화물이 없으면 지방을 에너지원으로 사용하게 되면서, 살이 빠진단다. 그런데 단식하더라도 지방을 분해하기 위해 물은 조금씩 자주 먹어야 한단다.

일반 사람이라면 몸에 필요한 에너지원이 100% 탄수화물에만 의존하기 때문에, 탄수화물이 떨어지면 배고픔을 느껴 다시 탄수화물을 먹어줘야 하므로 단식하기가 불가능하지. 하지만, 나의 경우는 혈당이 떨어지면 지방을 분해해서 케톤을 만드는 체질로 바뀌어서 자연스럽게 간헐적 단식을 할 수 있었지.

그럼 밥을 굶어도 배가 고프지 않은 체질이 되었다는 이야기네요.

그래. 저탄고지 다이어트로 그런 체질을 얻었지. 예전에, 영화를 보면 주인공이 며칠간 굶어도 생활에 전혀 지장이 없는 것을 보면서 영화니까 가능하다고 생각했는데, 이제는 나도 그럴 수 있다는 생각이 들어. 실제로 얼마 전에 TV에서 아프리카 사람이 열흘간 굶고 나서 사냥을 나서는 것을 본 적도 있어. 하지만 이런 체질은 계속 유지되는 것이 아니란다.

계속 유지되지 않는다는 것은, 예전으로 돌아갈 수 있다는 이야기인가요?

그렇지. 예를 들어, 탄수화물로 된 음식을 과식하면, 몇 시간 후 배고픔을 느낀단다. 그런데 이건 아주 당연한 이야기지. 앞에서도 말했듯이, 탄수화물이 몸에 들어오면 인슐린이 분비되는데, 탄수화물이 많이 들어오면 인슐린도 많이 분비되어 혈당을 많이 떨어지게 해서 배고픔을 느끼게 하는 거지. 결과적으로 탄수화물을 많을 먹을수록 더 많이 먹고 싶고, 적게 먹을수록 적게 먹고 싶어진단다. 이 원리만 알아도 다이어트에 성공할 수 있단다. 따라서 밥을 굶어도 배가 고프지 않은 체질을 유지하려면, 탄수화물을 적당한 수준으로 계속 제한해야 한단다. 내 경우, 밥은 절대로 반 공기(100g) 이상 먹지 않고, 라면이나 국수 등은 예전처럼 자주 먹지 않는단다.

결국, 저탄고지나 간헐적 단식의 원리는 우리 몸에 있는 지방을 분해시켜 에너지를 얻도록 체질을 바꾸는 거네요. 그럼 누구나 저탄고지나 간헐적 단식을 할 수 있나요?

전문 의사들의 말에 따르면 어린이, 노약자, 임산부와 수유부 등은 저탄고지나 간헐적 단식을 절대로 해서는 안된다고 경고하지. 특히 뇌에서 에너지를 극도로 필요로 하는 학생이나 연구원, 컴퓨터 프로그래머 등은 탄수화물을 충분히 섭취해 주는 것이 중요하단다. 지방이 에너지가 되려면 시간이 걸리지만, 탄수화물은 바로 에너지로 전환될 수 있기 때문이란다. 차라리 많이 먹고 남은 열량은 운동으로 태우는 방법이 좋지. 저탄고지나 간헐적 단식은 사회생활 하는 일반적인 성인이 비만이나 고혈압, 당뇨 등의 조짐이 보이는 사람에게 필요한 것이란다.

간헐적 단식을 하면, 비만을 막는 것 외에 부수적인 효과도 있나요?

그래. 최근 학자들의 연구에 따르면, 간헐적 단식이 비만이나 고혈압, 당뇨병 등 위험을 줄이는 효과에 더해 뇌의 노화를 더디게 하고 기억력과 학습 능력 같은 인지기능을 개선하는 효과가 있다고 한단다.

8장

운동의 효과는?

운동해서 신경전달물질이 정상적으로 분비되면 기분이나 성격도 바뀐다. 예를 들어, 우울할 때 30분만 뛰면 기분이 좋아진다. 엔도르핀이라는 마약을 합법적이고 무료로 맛보려면 운동을 해라.

체중을 줄이고 운동을 한 결과 어떤 효과가 있었나요?

운동하면서 육체적으로나 정신적으로 많은 변화가 있었지. 그중 육체적으로는 다음과 같은 변화가 있었단다.

○ 심폐 기능이 강화되고, 따라서 지구력도 늘어났다

· 예전에는 지하철역이나 건널목을 급히 달리면 숨차거나 심장이 뛰며 고통스러웠는데, 이제는 전혀 고통스럽지 않다.

· 예전에는 조금만 움직여도 피곤해서 잤는데, 지금은 웬만해선 피곤해하지 않는다.

· 무엇보다 좋은 것은 체력이 좋아져서 내가 좋아하는 여행을 마음대로 갈 수 있다는 것이다.

· 예전에는 집에 오면 피곤해서 꼼짝도 안했는데, 요즘은 요리하는

것이 재미를 붙였다.

· 예전에는 지하철이나 버스를 타면 빈자리부터 찾았는데, 이제는 이런 습관이 사라졌다.

○ 혈액 순환이 잘 되고, 따라서 피부도 좋아졌다

· 예전에는 화장실 변기에 10분만 앉아 있으면 다리에 저렸는데, 지금은 유튜브 보면서 한 시간을 앉아 있어도 다리가 저리지 않는다.

· 운동하면서 안구건조증도 사라졌는데, 운동으로 눈물샘이 자극되기 때문이란다. 의사들의 말에 따르면 백내장이나 녹내장 등을 예방하는데도 운동이 좋다고 하는데, 그 원인은 눈 주위에 혈액 순환이 잘되기 때문이라고 한다.

· 예전에는 겨울철에 가습기 없이는 목이 칼칼해서 잘 수가 없었는데, 이제는 가습기가 필요 없다.

· 예전에는 겨울에 발뒤꿈치 각질이 생겨 갈라졌었지. 발뒤꿈치에 각질이 생기는 이유가 혈액 순환 문제 때문이라고 하는데, 운동하면 혈액 순환이 잘되기 때문에 이제는 각질이 거의 생기지 않는다.

· 예전에는 앉았다 일어나면 빈혈(기립성 빈혈)이 있었는데, 지금은 빈혈이 전혀 없다.

· 예전에는 피부에 상처가 나면 피가 응고되지 않아 상처가 잘 낫지 않았는데, 지금은 피가 잘 응고되고 상처가 잘 아문다.

· 예전에는 겨울철이 되면 얼굴에 각질이 생겨 푸석푸석했는데,

이제는 매끈하고, 피부 트러블도 줄었다.

· 머리에 새치가 눈에 띄게 감소했고, 특히 귀밑머리가 하얗게 변했는데 지금은 몇 가닥을 제외하고는 모두 검은색이다.

○ **근육이 튼튼해지고, 따라서 관절도 강화되었다**

· 예전에는 여행할 때 가벼운 배낭 메는 것도 힘들어했는데, 이제는 무거운 것을 매도 괜찮다.

· 예전에는 자세가 항상 꾸부정했는데, 근육이 늘어나면서 지금은 자세가 거의 바르게 되었다.

· 예전에는 오래 걸은 다음 날 아침에 일어나면 발바닥과 발목이 아파 '휴족시간'이라는 파스를 붙이고 다녔는데, 지금은 전혀 붙일 필요가 없어졌다.

· 예전에는 계단이나 울퉁불퉁한 길에서 자주 발을 헛디뎌 발목을 삐곤 했는데, 운동하면서 균형 감각이 향상되어 넘어지거나 발을 헛디디는 일도 거의 없고, 한 번도 발목을 삐지 않았다.

· 예전에는 서서 5분만 설거지해도 허리가 아팠는데, 지금은 전혀 아프지 않다. 척추를 잡아 주는 근육이 발달하면서 척추 사이가 늘어나 디스크 압박이 줄어들었기 때문이다.

· 20대에 180.7cm였던 키가 나이 들면서 키가 179cm로 줄었는데, 척추를 잡아 주는 근육이 발달하면서 척추 사이가 늘어나 키가 다시 180cm가 되었다.

○ 내장이 튼튼해졌다

· 운동하면서 소화가 잘 되고, 달고 살던 설사나 변비도 모두 사라졌다.

· 특히 속이 더부룩할 때 걷기나 달리기를 하면, 트림이나 방귀가 나와 속이 편해지는데, 지금은 속 더부룩함 자체가 거의 사라졌다.

· 과식으로 인한 위산 역류도 언젠가부터 사라졌다.

· 예전에는 칫솔질할 때 헛구역질을 했는데, 지금은 전혀 하지 않는다. 헛구역질 하는 사람은 만성 위염이나 식도염일 가능성이 크다.

○ 고통을 덜 느낀다

· 예전에는 계단이나 오르막을 올라가면 숨 차고 고통스러웠는데, 지금은 고통스럽지 않다.

· 예전에는 몸에 딱 붙는 옷이나 질감이 거친 옷을 입으면 정말 불편했는데, 이제는 이런 것들에 괘념치 않는다.

· 예전에는 운동하거나 특히 여름에 몸에 땀이 나 끈적거리면 매우 불편했었는데, 이제는 땀이 나도 불편하지 않다.

○ 잠을 잘 잔다

· 예전에는 침대에 누워 잠이 드는 데 한참 걸렸는데, 지금은 바로 잠이 온다.

· 예전에는 밤에 잠을 잘 때 조금만 부스럭 소리가 나도 깼는데,

지금은 잠이 깊이 들어서 웬만해서는 깨지 않는다.

· 예전에는 버스나 비행기에서 잠을 잘 자지 못했는데, 이제는 아주 잘 잔다.

정말 여러 가지 효과가 있네요.

그래. 운동해서 육체가 건강해지면, 생존에 유리하기 때문에 행복해진다고 했었지. 하지만 내가 운동하는 이유는, 육체가 건강해서 행복해지는 것보다 더 큰 이유가 있단다.

육체가 건강해져서 행복한 것보다 더 큰 이유가 있다고요?

그래. 바로 운동하면 기분이 좋아지기 때문이지.

운동하면 고통스럽지만 않아도 다행인 것 같은데, 기분이 좋아진다고요? 어떻게 그게 가능한가요?

운동하면 몸이 고통을 느끼는데, 이러한 고통을 줄이기 위해 뇌에서는 엔도르핀이라는 신경전달물질이 분비된단다. 엔도르핀(endorphine)은 endogenous(몸의 내부에서 생겨나는) morphine(모르핀)의 합성어로, 모르핀과 같이 진통 효과를 지닌 물질을 말한단다. 너도 알다시피, 모르핀은 아편의 주성분으로, 마약의 일종이란다. 엔도르핀은 힘든 운동을 꾸준히 하면, 우리의 뇌에서 분비가 된단다. 네가 고통스럽다고 생각하는 운동을,

어떤 사람은 하루도 빠지지 않고 꾸준히 하는 이유가 바로 이 엔도르핀을 맛보기 위함이란다. 알코올(술) 중독, 니코틴(담배) 중독, 도박 중독, 게임 중독, 쇼핑 중독 등도 꾸준히 습관적으로 하면 뇌에서 도파민이 나와 중독되는데, 운동도 마찬가지야. 엔도르핀으로 인해 가장 좋은 것은, 기분이 좋아짐으로 인해 스트레스, 우울감, 불안감, 분노, 좌절 같은 부정적인 감정이 사라지고, 긍정적인 감정이 생기지. 게임에 중독된 사람이, 게임하는 동안에는 모든 것을 잊고, 행복감에 빠져드는 것과 같은 이치란다. 참고로, **인간은 운동이든 공부든 게임이든 어떤 일에 집중하면 뇌에서 행복호르몬이 분비**된단다.

잠깐만요. 중독으로 인해 기분이 좋아져 스트레스와 정신 건강에 도움 된다면, 운동 중독 대신에 알코올이나 니코틴, 도박, 게임, 쇼핑 중독에 빠져드는 것과 무슨 차이죠?

물론, 이런 중독으로 인해 스트레스와 정신 건강에 도움이 된다는 공통점이 있단다. 하지만 알코올이나, 니코틴, 도박, 게임, 쇼핑 중독에 빠지면, 도파민이 분비되는데 도파민은 한편으로는 행복감을 주지만, 너무 오랫동안 노출되면 문제가 된단다. 미국의 정신의학과 교수 애나 렘키는 그의 책 『도파민네이션』에서 "자극적 쾌락을 반복적으로 추구하면 반드시 고통이 따라온다"고 경고한다. 그는 "쾌락과 고통은 뇌의 한 영역에서 처리되는데, 쾌락에 반복적으로 노출되면 뇌가 수평을 맞추려고 고통 물질을 분비한다"고 하였다. 즉, 자극을 느낀 뒤 찾아오는 불안과 공허감, 우울감이 이런 뇌 시스템의 결과라는 것이다.

또 이러한 중독은 주변 사람에게 민폐를 끼거나 자신의 건강을 해치고 돈과 시간을 낭비하지만, 운동은 우리에게 육체적 건강을 덤으로 준단다.

나의 경우는, 처음에는 육체적인 이유로 운동을 시작했지만, 지금은 정신적인 이유로 운동을 한단다. 예를 들어, 나는 계절성 우울증이 있었는데, 운동을 하면서 계절성 우울증이 완전히 사라졌단다.

우울증은 들어 봤는데, 계절성 우울증은 뭔가요?

내가 젊었던 20대에는, 여름이 되면 이상하게도 기분이 업(up)되어 TV에 바다만 나와도 기분이 좋아지고 여름 노래가 나와도 기분이 좋아졌단다. 그런데 나이가 들어갈수록 이런 현상이 사라지면서 반대로 겨울이 되면 이상하게 우울한 감정이 들었지. 특별히 우울해야 할 요인이 전혀 없는데도 겨울이 다가오면 시작했다가 봄이 오면 이런 감정이 사라졌단다.

우울한 기분이 들면, '따뜻한 남쪽 나라로 가고 싶다'는 생각이 드는데, 실제로 며칠간 동남아 여행을 가서 따뜻한 햇볕을 즐기고 오면 우울증이 거짓말처럼 사라졌단다. 이와 같이, **일조량이 줄어드는 계절이 오면 우울해지는 것을 계절성 우울증**이라는 것을 나중에 알았지. 물론 계절성 우울증은 더위와 같은 요인으로 인해 여름에 우울증을 겪는 사람도 있지만, 대부분의 경우 일조량이 적은 겨울에 많이 겪는단다.

1980년대까지만 하더라도, 복지가 가장 잘 되어 있고 국민소득도 가장 높았던 북유럽 국가에서 자살률이 가장 높았는데, 그 이유가 바로 계절성 우울증 때문이었단다. 북유럽은 겨울이 되면 아침 10시쯤에 해가 떠서, 오후 2시쯤이면 해가 진단다. 미국에서도 자살률이 가장 높은 도시가 시애틀인데, 출장으로 시애틀에 가보면 항상 비가 오거나 안개가 끼어 갈 때마다 우울했었지.

이러한 우울증을 치료하는 방법 중 하나가, 저녁에 집안 조명을 아주 밝게 하는 것(광선 요법)이란다. **밝은 빛에 노출되면 행복호르몬인 세로토닌이 분비되어 행복감을 올려주기 때문인데**, 내가 20대 때 여름이 오면 기분이 좋아졌던 이유도 여름에 일조량이 많았기 때문이지. 실제로, 남미의 브라질이나 이탈리아 남부, 그리스와 같이 일조량이 많은 곳에 사는 사람들이 낙천적이고 쾌활한 이유가 일조량과 관계있단다. 우리도 날씨가 흐리면 기분이 꿀꿀하고, 날씨가 좋으면 기분이 좋아지지 않니?

저도 그래요. 그런데 일조량이 적으면 왜 우울한가요?

일조량이 적으면 우울해지는 이유에 대해, 아직 정확한 원인은 밝혀지지 않았지만, 원시 시대에 일조량이 줄어들면 먹이를 구하기가 힘들어지기 때문에 미래에 대한 불안감으로 우울증이 생겼지 않았을까 추측해 본다. 참고로, 일반 우울증은 불면증에 식욕이 떨어지지만, 계절성 우울증은 반대로 잠을 너무 많이 자고 식욕이 왕성해진다.

식욕 감퇴나 불면증, 우울함, 불안감 등의 원인은 무엇인가요?

이런 모든 것의 원인은 우리 몸을 유지하기 위해 생기는 호르몬과 신경전달물질 때문이란다. 보통 낮보다 밤에 우울감이 많이 드는데 이 또한 호르몬이나 신경전달 물질과 관련이 있단다.

잠깐만요. 호르몬은 알겠는데, 신경전달물질은 뭔가요?

호르몬에 대해서는 학교에서 배워서 알겠지만, 우리 몸의 한 부분에서 분비되어 혈액을 타고 특정 기관으로 이동하여 작동하는 화학 물질이야. 예를 들어, 혈당을 조절하는 인슐린의 경우, 이자(췌장)에서 분비되어 혈액을 타고 흐르면서 혈당을 조절한다. 앞에서 이야기한 멜라토닌은 잠을 오게 하는 호르몬이란다. 신경전달물질은 신경 세포인 뉴런의 말단에서 분비되어, 인접한 뉴런에 전기 신호를 전달 혹은 차단해 주는 역할을 하지. 가령, 척수에서 분비된 세로토닌은 통증 신호를 조절하며, 뇌에서 분비되는 세로토닌은 감정이나 수면을 조절한다. 또, 세로토닌이 많이 분비되면 기분 좋아지지만, 적게 분비되면 우울해진다. 참고로, 세로토닌은 밝은 낮에 분비된다.

그렇다면 우울증 환자는 세로토닌이 항상 적게 분비되는 사람이군요.

그래. 우울증에 걸린 사람은 아무리 기쁜 일이 있어도 세로토닌이 적게 분비되어 우울하지. 우울증 환자에게 "우울할 일이 없는데 왜 우울하냐?"고 묻는 사람이 있는데, 우울증 환자는 우울한 일이 있어서 우울한 것이 아니란다. 매를 맞으면 아픈 것이 정상이듯이, 우울한 일 때문에 우울한 사람은 정상이란다. 그런데 통풍이라는 병에 걸리면, 매를 맞지 않아도 아프다고 하는데, 마찬가지로 우울증에 걸린 사람은 우울한 일이 없어도 우울하단다. 요약하면, 우리 몸에서 이런 호르몬이나 신경전달물질이 정상적으로 분비되지 못하면서, 우울함, 식욕 감퇴나 불면증, 불안감 등이 온단다.

불편한 진실을 하나 더 이야기해 보면, **인간의 정신은 호르몬이나 신경전달물질의 지배를 받는 존재**라는 거지. 쉽게 화를 내거나, 다른 사람과 잘 다투거나, 항상 불안해하거나, 의욕이 없거나, 항상 얼굴을 찌푸리는 사람들이 있을 거야. 이런 사람들은 원래부터 성격이 그런 것이 아니라, 호르몬이나 신경 전달 물질이 정상적으로 분비되지 않기 때문이란다.

어릴 때, 아버지가 술을 먹고 오면 기분이 좋아서 용돈도 주고 밝게 웃으면서 평소 안 하던 장난도 걸어오는 것을 경험한 적이 있을 거야. 술(알코올)을 마시면 도파민 같은 신경전달물질이 많이 분비되어 일시적으로 성격이 변하는 좋은 예란다. 따라서 우리 성격이나 감정이라는 것도 애초에 존재하는 것이 아니라, 인접한 뉴런에 전기 신호를 전달 혹은 차단해 주는 신경전달물질이 결정한다는 거야. 실제로 우울한 사람들이 먹는 항우울제는, 이런 신경전달물질을 활성화하거나 억제해서 인접한 뉴런에 전기 신호를 전달 혹은 차단해 주는 약이지.

최근에는 이런 약 대신에 '경두개 자기 자극술(TMS: Transcranial Magnetic Stimulation)'이라고 해서, 강한 자기를, 뇌 속의 특정 부위에 보내 뇌 속에 흐르는 전기 신호를 전달 혹은 차단해 주어, 여러 가지 정신적인 병을 치료한단다. 아마도 미래 사회에는, 영화 《매트릭스》에 나오는 매트릭스에 갇힌 인간들처럼, 머리에 '경두개 자기 자극 모자'만 쓰고 있어도 행복할 수 있는 날이 오지 않을까. 하지만 이것은 미래의 이야기이고, 지금으로서는 현실적이지는 않지.

앞에서 말한 『달라이 라마의 행복론』에서, 행복을 느끼는 정도는 태어날 때 유전적으로 정해진다고 하였는데, 이 이야기를 좀 더 과학적으로 보면, 신경전달물질이 정상적으로 잘 분비되는 유전자를 물려받은 사람은 항상 행복하게 살 수 있다는 이야기란다. 하지만, 유전자만이 전부가 아니란다.

그럼 운동하면 이런 물질이 정상적으로 분비된다는 거예요?

　그렇단다. 운동을 하면 기분을 조절하는 신경전달물질인 노르에피네프린이나 세로토닌 등의 변화를 가져와 우울증을 완화해 준단다. 하지만 복잡한 이름을 가진 이런 물질이 우리 몸에서 어떤 작용을 하는지에 대해 전혀 몰라도 운동하면 왜 이런 병이 낫는지 아주 간단히 알 수 있단나. 예를 들어, 아래와 같은 사실은 누구나 다 아는 사실이란다.

· 우울증은 몸을 무기력하고 피곤하게 만들지만, 운동하면 몸에 에너지와 활력을 준다.
· 우울증은 불면증을 가져오지만, 운동하면 잠을 잘 자게 된다.
· 우울증은 식욕에 이상을 가져오지만, 운동하면 식사를 즐겁게 하고 비만을 막을 수 있다.

　한두 번의 운동으로 우울증을 극복했다는 사람은 없단다. 하지만 지속해서 운동하는 습관을 키우면, 이런 우울, 좌절, 불안 등에서 벗어날 수 있단다. 만약 우울증을 그대로 둔다면, 점차 심해져서 자살로 삶을 마감하곤 한다. 그럼, 질문을 하나 해볼게. 어떤 이유로 우울한 사람과 아무런 이유 없이 우울한 사람 중 누가 더 치료하기가 쉬울까?

답이 뻔한 질문 같은데요. 당연히 이유 없이 우울한 사람을 치료하기가 더 어렵겠지요.

이번에는 틀렸단다. 어떤 이유로 우울한 사람은 우울한 이유가 사라져야 우울증도 함께 사라지지만, 아무런 이유 없이 우울한 사람은 뇌 속에서 신경전달물질만 정상으로 분비되면 되기 때문에, 운동만 하면 쉽게 치료할 수 있단다. 지금 기분이 우울하다면, 지금 당장 밖에 나가서 30분만 뛰거나, 방에서 스쿼트나 런지, 팔굽혀 펴기 등을 땀이 약간 날 때까지 해봐라. 그러면 심장이 뛰고, 몸도 마음도 흥분된다. 흥분되면 우울한 기분은 당연히 사라지지. 또, 우울한 이유가 있는 사람도 운동하면 우울감을 적게 느낀단다. 참고로, 뜨거운 물이나 사우나에 들어가 땀이 날 때까지 앉아 있어도 운동을 한 것과 비슷한 효과가 있단다. 뜨거운 물 속에 있으면 혈관이 확장되고 몸의 체온이 올라가서 운동했을 때와 마찬가지로 혈액 순환이 잘되기 때문이지.

목욕이나 사우나로 기분이 좋아진다면 굳이 운동할 필요가 없겠네요.

그래. 하지만 운동을 하면 지금까지 이야기한 여러 가지 효과가 있단다. 어쨌든 내가 지난 수십 년 간 겪었던 계절성 우울증은 운동을 시작하면서 말끔하게 사라졌단다. 또, 날씨가 화창하거나 여름이 오면 예전에 내가 겪었던 것처럼 기분이 업(up)된단다. 정신 건강이 20대로 돌아갔다고 볼 수 있지. 더욱 더 큰 변화는, 운동을 하면서 앞에서 이야기한 과민성대장증후군도 저절로 사라졌단다.

과민성대장증후군은 정확하게 무엇인가요?

과민성대장증후군은 대장 내에 특별한 원인이 없는데도 만성의 복통, 설사, 잔변감에, 배가 항상 더부룩하여 일상생활을 누리지 못하게 하는 병인지. 평소에는 아무렇지 않다가 어떤 원인으로 스트레스를 받으면 배가 아파오는 병이 과민성대장증후군인데, 스트레스의 원인도 사람마다 다르단다. 예를 들어, 어떤 사람은 시험을 치면 배가 아파오고, 어떤 사람은 중요한 만남이 있으면 배가 아파오는 사람도 있단다. 내 경우는 주변에 화장실이 없다는 사실을 알게 되면 배가 아파 온단다. 인터넷에서 과민성대장증후군을 예방하는 방법에 대해 검색해 보면, 대부분이 식이요법뿐이란다.

예를 들어, 자극적인 음식을 먹지 말고, 식이 섬유가 많은 식품을 먹고, 고기를 먹을 때 야채와 같이 먹고, 카페인, 술, 밀가루, 인스턴트 음식, 기름진 음식, 고지방 음식은 피하라는 이야기가 그런 것들이지. 물론 이런 이야기가 틀린 말은 아니야. 하지만, 암에 걸려 아프다고 진통제를 먹어 아픔이 사라졌다고 암이 낫는 것이 아니듯이, 이런 식이요법으로는 근본적인 치료가 되지 않는단다. 암에 걸리면 수술을 해서 암세포를 모두 제거해야 하듯이, 과민성대장증후군도 원인이 되는 스트레스를 조절할 수 있어야 한단다.

스트레스는 왜 생기나요?

스트레스가 생기는 원인은, 외부에서 생존과 번식에 불리한 자극이 오면 신체가 여기에 대응하기 위해 생긴단다. 예를 들어, 화재와 같은 위험, 극심한 추위나 더위, 주변 사람의 죽음, 시험의 실패, 실직, 이별, 소지품 분실 등이 우리 몸에 스트레스를 유발한단다. 간단히 말하면, 불행한 상황이 오기 시작하면 스트레스를 받는 셈이지. 이 이야기를 뒤집어 표현하면, 스트레스받는 사람은 불행한 것이지. 앞에서 서울(서울에서도 강남)이나 도쿄에 사는 사람이 소득이 가장 높지만 행복도가 가장 낮은 이유가, 이런 곳에 사는 사람들이 스트레스가 많기 때문이지.

스트레스를 받아 불행해진다면, 왜 인간은 스트레스를 받도록 진화되었나요?

스트레스가 반드시 나쁜 것만은 아니지. 만약 사람이 스트레스받지 않는다면 생존할 수 있을까? 예를 들어, 불이 나면 스트레스를 받아 그 상황을 피해야 하는데, 스트레스를 받지 않는다면 불에 타 죽을 가능성이 크겠지. 또, 배가 고픈데도 스트레스를 받지 않는다면 사냥을 나가지 않을 테고, 그러면 굶어 죽을 가능성이 커지겠지. 따라서 스트레스는 인간이 생존하기 위해 필요하단다.

정말 그렇네요. 그럼, 스트레스가 생기면 우리 몸에 어떤 변화가 오나요?

스트레스가 생기면, 생존에 불리한 상황에 대처하기 위해 아드레날린이라는 호르몬이 분비되는데, 이 호르몬으로 인해 우리 몸은 다음과 같은 현상이 나타난단다.

· 뇌와 근육에 더 많은 혈액을 보낼 수 있도록 맥박과 혈압이 증가한다.
· 더 많은 산소를 얻기 위해 호흡이 빨라진다.
· 위험에 대비해 행동할 준비를 하기 때문에 근육이 긴장한다.
· 상황 판단과 빠른 행동을 위해 정신이 더 명료해지고, 감각 기관이 더 예민해진다.

스트레스가 생기면, 우리 몸이 더욱 활성화되는 것 같네요. 맥박이 증가하고 호흡이 빨라지는 것은 흡사 운동하면 생기는 현상과 유사하고요. 그렇다면 스트레스가 생겨 아드레날린이 분비되는 것이 좋지 않나요?

그래. 스트레스는 무조건 건강에 좋지 않은 영향만 끼치는 것이 아니란다. 적당한 스트레스는 오히려 신체와 정신에 활력을 준단다. 그러나 건강이 나빠져 감당할 능력이 약화하거나, 장기간 반복해서 노출되면 여러 가지 질병의 원인이 되기도 하지. 이런 병을 나열해 보면 대략 다음과 같단다. 너도 이런 병 중에 몇 개가 있을지, 차근차근 읽어보기 바란다.(참고로 미리 결론을 말하면, 아래에 나오는 병들은 운동하면 모두 나을 수 있단다. 운동하면 스트레스가 사라지기 때문이지.)

- 심혈관계 질환: 부정맥, 고혈압, 협심증, 빈맥, 심장 발작
- 호흡기계 질환: 신경성 기침, 기관지 천식, 과호흡 증후군
- 신경계 질환: 편두통, 틱, 수전증
- 내분비계 질환: 당뇨병, 비만증, 갑상샘 질환
- 위장계 질환: 소화불량, 위경련, 설사, 변비, 위염, 과민성대장 증상, 위궤양, 십이지장 궤양
- 근골격계 질환: 요통, 근육통, 관절염
- 피부계 질환: 습진, 신경성 피부염, 피부 소양증(가려움증), 두드러기, 다한증(땀이 많이 나옴)
- 비뇨 생식기계 질환: 빈뇨, 야뇨, 발기부전, 불감증, 불임증

이 중에서도 발기부전, 불감증, 불임증은 번식과 관련한 질환인데, 스트레스를 받으면 번식하기가 힘들어진단다. 즉, 우리나라의 출산율이 세계에서 가장 낮은 이유 중 하나가, 스트레스를 많이 받기 때문이란다.

위에서 나열한 육체적인 병 외에 정신적인 병도 많단다. 스트레스 초기에는 불안, 근심, 걱정, 집중력 및 기억력 저하 등의 증세가 나타나는데, 스트레스가 오래 지속되면 불면증, 우울증, 과대망상증, 불안증 등을 겪는단다. 특히 스트레스가 너무 크면, '외상 후 스트레스 장애 증후군'에 걸리는데, 이것이 우리가 자주 이야기하는 '트라우마(trauma)'란다.

헐, '스트레스는 모든 병의 근원이다'라는 말이 그래서 생겼군요. 스트레스가 왜 이렇게 우리 몸에 병을 가져오나요?

외부로부터 생존과 번식에 불리한 자극이 오면, 우리 몸은 이에 대응할 준비를 하는데, 이런 상태가 오랫동안 지속되면 우리 몸이 망가진단다. 예를 들어, 군대에서 적이 나타날 조짐이 보이면, 비상이 걸린단다. 비상이 걸리면, 모든 군인은 적과 싸울 준비를 하지. 가령, 잠을 잘 때도 군복을 입고 자고, 군화도 신고 잔단다. 적이 나타나면 바로 뛰어나가야 하기 때문이지. 또, 조그마한 기척이나 소리만 나도 자다가도 달려가서 적이 있는지를 살펴야 한단다. 군복이나 군화를 벗을 수 없기 때문에 목욕도 할 수 없단다.

그런데 하루나 이틀 정도는 이렇게 살 수 있지만, 이런 상황이 몇 주, 몇 달, 몇 년 지속된다고 생각해 봐. 피곤에 찌들어 정상적인 사람이 한 명도 없을 거야. 우리 몸도 마찬가지란다. 스트레스를 받으면, 스트레스 호르몬이 분비되어 맥박이 증가하고 호흡이 빨라지고 근육이 긴장되는데, 이런 상황이 하루나 이틀이 아니라 몇 주, 몇 달, 몇 년이 지속된다면 우리 몸은 결코 정상적인 몸이 될 수 없단다.

그런데 저는 다른 사람보다 스트레스를 잘 받는 것 같아요. 조그마한 소리만 들려도 스트레스를 받아요. 소음 문제로 옆집 사람과 싸운 적도 있어요.

스트레스를 잘 받는 사람이 있는 것은 사실이란다. 강박적 성격, 예민한 성격, 지나치게 타인을 의식하거나 완벽한 성격, 열등감이 많은 성격, 매사를 꼼꼼히 처리하는 성격을 가진 사람들이 비교적 스트레스를 많이 받는단다. 또한 건강하지 못해, 스트레스를 감당할 능력이 떨어지는 경우에도 스트레스를 많이 받는단다.

스트레스를 적게 받을 수는 있나요?

그래. 살아가면서 스트레스를 피할 방법은 없단다. 하지만 스트레스를 덜 받는 체질로 만들거나, 스트레스를 받더라도 풀 수 있는, 다시 말해 스트레스를 사라지게 할 수 있는 방법이 운동이란다.

과학자들의 연구에 따르면, 운동을 하면 호르몬이나 신경전달물질이 정상으로 분비되면서, 우울증과 불안감, 분노, 좌절과 같은 부정적인 감정이 사라지고, 스트레스에 대한 저항력을 높이고, 성격도 바꿀 수 있는 것으로 알려졌지. 평소 부부나 가족 간에 서로 짜증 내고, 화내고, 싸운다면, 그 가족이 운동을 얼마나 하는지 한번 살펴봐도 좋단다. 나의 경우, 예전에는 집안일을 도와달라고 하면 괜히 짜증이 났었는데, 이제는 전혀 그렇지 않단다. 운동을 시작하기 전에는 움직이는 것 자체가 힘들고 짜증스러웠지만, 지금은 움직이는 것 자체가 즐겁단다.

똑같은 일이라도, 스트레스가 많은 사람과 스트레스가 없는 사람은 받아들이는 방법이 다르단다. 앞에서 말한, 술이 반병이

남았을 때, "벌써 반이나 먹었네."라고 말하는 비관론자는 스트레스가 많은 사람이고, "아직도 반이나 남았네."라고 말하는 낙관론자는 스트레스가 별로 없는 사람이란다. 운동을 하면 비관론자가 낙관론자로 차츰 변해가는 것이지.

운동하면 행복해진다는 이야기가 실감이 가네요. 운동을 하면 또 다른 효과도 있나요?

그래. 운동은 근육을 키워주지만, 뇌도 키워준단다. 운동하면 기억력과 집중력이 높아지는데, 자세한 내용은 하버드대 정신의학과 교수인 존 레이티가 쓴 베스트셀러『운동화를 신은 뇌(Spark Your Brain)』라는 책을 꼭 한번 읽어보기 바란다. 책 내용 중 일부는 다음과 같단다.

"미국 시카고 서쪽에 있는 네이퍼빌 고등학교에는 0교시 체육 수업이라는 전통이 있다. 학생들은 오전 7시부터 1시간 동안 전교생에게 1마일(1.6km) 달리기를 한 뒤, 정규 수업을 시작한다. 한 학기 동안 0교시 체육 수업을 받은 학생들의 읽기 능력과 문장 이해력은 학기 초에 비해 평균 17% 향상됐다고 한다. 또, 1999년 전 세계 38개국 23만 명이 응시한 팀스(TIMSS: 수학과 과학 학력을 국제적으로 비교하는 시험)에서 수학 6등, 과학 1등을 차지했다."

어떻게 이런 것이 가능한가요?

우선 운동을 하면 뇌에 혈액이 많이 공급되지. 뇌의 무게는 사람 몸의 3%에 불과하지만, 전체 혈액 사용량의 20~30%를 차지한단다. 그런데 가만히 앉아서 공부만 하면 뇌에 적정한 혈액 공급이 어려워지고, 뇌는 혈당과 산소가 부족해진단다. 적당한 운동은 몸 전체의 혈액 순환을 증가시키고, 뇌에 충분한 혈액과 산소를 공급해 주어서 기억력, 사고력, 판단력 등이 향상된단다. 또, 집중력, 인지력, 만족감이나 행복감이 올라가는 효과가 나타난단다. 뿐만 아니라, 도파민이 분비되지 않아 생기는 파킨슨병(치매) 등도 예방할 수 있고, 기억력과 관련 있는 뇌의 해마 크기가 커져, 기억 향상에 도움이 된다는 연구보고서도 있단다.

최근 발표된 놀라운 사실은, 운동을 하면 뇌세포인 뉴런 자체가 늘어나고 뉴런이 더욱 활성화된다는 사실이란다. 이전의 과학자들은, 뇌세포인 뉴런의 숫자는 태어날 때 이미 정해져 더 이상 증가하지 않는다고 하였는데, 어바인 캘리포니아 대학(University of California, Irvine)의 노화 및 치매 연구소 소장 칼 코드먼은 쥐 실험을 통해, 운동한 쥐의 해마 부분이 밝게 나타나며 이곳에서 뉴런이 분열하고 증식한다는 증거를 찾았단다.

『운동화를 신은 뇌』에 나오는 체육 교사 필 롤러는, "내가 (운동으로) 학생들 머릿속에 뉴런을 만들어 주면, 다른 과목의 선생님들이 그 뉴런에 지식을 넣어 준다"고 이야기하는데, 이 표현이 너무 재미있고도 정확하단다. 운동이 뇌에 미치는 영향에 대해서는 이외에도 많단다. 아래의 내용은 『운동화를 신은 뇌』에 나오는 이야기란다.

"클랩은 운동을 한 임산부에게서 태어난 아기 34명과 운동을 하지 않은 임산부에게서 태어난 아기 31명을 태어난 지 5일 뒤에 비교해 보았다. 아기들은 눈에 띄는 행동을 별로 보이지 않지만, 두 가지 부분에서 차이가 났다. 운동한 임산부의 아기들이 자극에 대해 반응을 잘했고, 소음이나 혼란스러운 빛으로 울음을 터뜨리는 속도가 빨랐던 것이다. 클랩은 이 결과가 아주 중요한 의미가 있다고 생각했다. 왜냐하면 엄마가 운동을 하면 아기의 뇌신경이 발달한다는 증거일 수도 있기 때문이다. (중략) 클랩은 아기들을 5년 후에 다시 검사해 보았다. 두 집단의 행동이나 인지력에는 별 차이가 없었다. 단, 운동한 임산부의 아이들은 언어 능력과 IQ가 상당히 뛰어났다. 또 정식으로 발표되지 않은 클랩의 연구 논문에 따르면, 운동한 엄마에게서 태어난 아이들은 훗날 학교에 가서도 운동을 하지 않은 엄마에게서 태어난 아이들보다 학업성적이 뛰어났다.'

최근 우리나라에서는 임산부를 최대로 편안하게 해 주려고 하는 운동이 벌어지고 있는데, 당연히 이런 운동이 필요하지만, 임산부가 편안하기 위해 움직이지 않는다면, 아이에게도 영향을 준다는 사실을 기억해야 한단다.

임산부가 운동을 하면, 아이의 성적도 올라간다는 이야기는 정말 놀랍네요. 그런데 임신하면 운동 대신 안정을 취해야 하지 않나요?

내가 임신에 대한 전문가가 아니기 때문에, 전문가의 이야기를 인용해 보자. 아래 이야기는 국내 다태아분만의 최고 권위자로 꼽히는 서울대학교 산부인과 전종관 교수의 이야기이다.

"제가 볼 때 (임신부에게) 제일 안 좋은 게 안정이다. 저는 임신부들에게 안정 빼고 다 해도 된다고 한다. (중략) 많은 오해 중 하나가 임신 12주까지 안정기라고 하는 것이다. 물론 잘못되는 경우를 보면 임신 12주까지 잘못되는 경우가 80%이다. 임신 12주까지 유산되는 경우가 많은 것은 맞다. 그렇지만 유산될 아기가 유산되는 거다. 엄마가 누워있어도 유산될 애는 되고 매일 돌아다녀도 유산이 안 되는 애는 안 된다. (중략) 안정을 하면 몸이 나빠진다. 2주만 안정을 취하면 근육이 빠지고, 안 그래도 높은 혈전증의 위험도가 더 높아진다. 삶의 질이 너무 떨어진다."

이 이야기를 뒷받침하는 가장 좋은 예가 16세기 영국 왕이었던 헨리 8세란다. 헨리 8세는 복잡한 여성 편력과 여섯 번의 결혼으로 유명하단다. 특히 첫 번째 왕비인 캐서린과 이혼하기 위해 로마 가톨릭 교황의 승인을 얻지 못하자, 자신이 직접 성공회를 설립하면서 더욱 유명해졌지. 그의 첫 번째 왕비인 캐서린은 첫아들을 낳았으나 몇 주 만에 사망했단다. 이후 캐서린은 다섯 번의 임신과 유산을 거듭하지만, 결국 생존한 유일한 혈육은 공주 메리뿐이었단다. 두 번째 왕비인 앤도 임신과 유산을 반복하면서 공주 엘리자베스만 겨우 남겼단다. 세 번째 왕비는 출산 때 무려 사흘이나 걸려서 아들 에드워드를 낳았으나 2주 만에 사망했고, 여섯 번째 왕비는 임신했지만, 출산 도중 사망했단다. 결국 수많은 여자와 바람을 피우고 6번이나 결혼해서 겨우 딸 2명만을 남겼단다.

당시 왕비들은 왜 그렇게 아이를 낳기가 힘들었나요?

사실 왕비의 지위에 오르면 평민보다 더 잘 먹고 편하게 지내기 때문에 임신과 출산이 매우 쉬울 것 같았는데, 계속된 임산부와 아이의 사망 원인이 나도 궁금했단다. 그런데 2008년에 나온 영화 『천일의 스캔들』을 보면 그 답이 나온단다. 당시 왕비가 임신하면, 안정하기 위해 열 달 동안 침대에 누워 지내야 했단다. 한마디로 말해, 임신 중 운동을 전혀 할 수가 없었단다. 결국 임산부와 아이 모두 다 체력이 필요한 임신과 출산을 견디지 못한 거지.

그런데 **임산부가 운동해야 하는 가장 큰 이유는, 임신우울증과 출산 후 산후우울증 때문이란다**. 최근 우리나라에서는 이런 우울증이 많이 늘어나는 추세인데, '운동을 하지 않으면 우울증에 걸린다'는 관점에서 보면 너무나 당연한 현상이란다. 임신하면 몸이 무거워 집안일을 잘 하지 않는 데다, 출산할 때면 몸무게가 15kg 정도 늘어나기 때문에 더더욱 운동을 하지 않는단다. 더욱이,

산후에도 밤낮을 구분하지 못하는 아기 때문에 밤에 편히 잠도 잘 수 없기 때문에 우울증에 안 걸리는 사람이 오히려 비정상이라고 할 수 있지. 따라서 평소에 운동을 열심히 하여 체력을 키우고, 임신을 하고 나서도 운동을 꾸준히 하여 건강한 상태를 유지하면 출산이나 아기 돌보기가 쉬워져, 이런 우울증도 극복할 수 있단다.

저는 평소에 외출하는 것이 싫고, 휴일에도 하루 종일 방에서만 지내는데, 이런 것도 운동을 하면 나아지나요?

그래. 요즘 젊은이들은 이런 현상을 '침대 밖은 위험해.' 혹은 '이불 밖은 위험해.'라는 말로 표현하지. 이런 사람들은 대부분 조금만 움직여도 금방 피로해하는 저질(?) 체력을 가지고 있단다. 체력이 나쁘다 보니 움직이는 것 자체가 귀찮고, 또 움직이지 않으니까 뇌에서 행복호르몬이 나오지 않아 사는 게 우울하단다. 재미있는 사실은, 이런 사람들이 일단 침대를 박차고 나가 친구를 만나면 언제 그랬냐는 듯이 아주 즐겁게 하루를 보낸단다. 친구를 만나 움직이니까 뇌에서 행복호르몬이 분비되고, 행복호르몬이 분비되니까 당연히 즐겁겠지. 이런 사람들은 꾸준히 운동하여 체력을 키운다면, 침대 밖이 더 이상 위험하지 않을 거야.

9장

운동을 습관화하려면?

운동을 반복하면 습관화가 되는데, 처음 시작할 때 무리하지 않게 하여, '운동은 고통스럽다'는 생각이 들지 않도록 해야 한다. 절약하는 습관을 지닌 사람은 부자가 되듯이, 운동하는 습관을 지닌 사람은 행복해질 수 있다.

운동하면 건강해지고, 건강해지면 행복해진다는 이야기를 이제는 완전히 이해했어요. 그런데 저는 운동하면 고통스러워서 운동이 싫어요.

그래. 그건 나도 마찬가지였단다. 초등학교 때부터 체육 시간을 가장 싫어했지. 하지만 운동을 습관화하면 운동이 더 이상 고통스럽지 않단다.

운동을 습관화하면 고통스럽지 않다고요? 그럼 어떻게 운동을 습관화할 수 있나요?

"생각이 바뀌면 행동이 바뀌고, 행동이 바뀌면 습관이 바뀌고, 습관이 바뀌면 인생이 달라진다."는 말이 있는데, 어떤 행동이든 오랫동안 반복하면 습관이 된단다. 국어사전에도 습관이란 '어떤 행위를 오랫동안 되풀이하는 과정에서 저절로 익혀진 행동 방식'이라고 정의하지.

행동을 반복하면 습관이 된다는 것을 우리가 상식적으로 알고 있는데, 행동과 습관은 정확하게 무엇이 다른가요?

일반적으로 우리가 하는 **행동은 의식적으로 하는 것이지만, 습관은 무의식적으로 하는 행동**이란다. 의식적으로 하는 행동은 우리가 어떤 생각을 하고, 그 생각에 따라 하는 행위지만 우리가 일상생활에서 하는 행위의 대부분은 무의식적으로 하는 거란다.

우리가 일상생활에서 하는 행위의 대부분은 무의식적으로 한다고요? 이 말은 못 믿겠는데요.

예를 들어보자. 내가 배가 고파 밥을 먹어야겠다고 생각한다면, 식당에 들어가겠지. 이처럼 식당에 들어가겠다고 생각하고 들어가는 것은 '의식적인 행동'이지. 그런데 젓가락으로 밥과 반찬을 먹는 행위는 '무의식적인 습관'이란다.

젓가락질하는 것이 '무의식적인 습관'이라고요?

그래. 우리는 젓가락질할 때, 옆 사람과 이야기를 나누면서도 쉽게 할 수 있단다. 하지만, 서양인들이 우리나라에 와서 처음 젓가락질하는 모습을 상상해 봐. 엄청 집중해서 젓가락질해도 반찬이 잘 집어 지지 않는 것을 볼 수 있을 거야. 그러면 왜 이런 차이가 있을까? 서양인에게 젓가락질은 '의식적인 행동'이라면, 우리에게 젓가락질은 '무의식적 습관'이기 때문이란다.

우리가 매일 걸어 다니는 것도 습관화 때문에 가능하단다. 너는 두 발로 걸어 다니는 행동이 아주 쉬운 행동이라고 생각하지만, 전혀 그렇지 않단다. 우리보다 운동 신경이 더 발달한 동물들도 두 발로 걷지 못한단다. 두 발로 걸을 때 넘어지지 않기 위해서는 몸의 중심을 왼발에서 오른발로 계속 옮겨야 하는데, 네 발로 다니는 동물에게는 엄청 힘들겠지. 하지만 인간들은 젓가락질할 때처럼 아무 생각 없이도 몸의 중심을 좌우로 움직인단다. 이런 행위가 무의식이 한 것이란다.

"영어 회화는 습관이다."는 말을 들어보았겠지. 미국인을 만나 회화를 할 때, 주어, 동사, 목적어를 따져가며 문장을 만들어 말하는 것이 '의식적으로 하는 행동'이라면, 입에서 말이 술술 나온다면 '무의식적으로 하는 습관'이라 할 수 있지.

글쓰기도 마찬가지란다. 중국 한자를 적을 때, 글자 획 하나하나를 그리듯이 옮겨 적는다면 '의식적인 행동'이고, 그냥 술술 적는다면 '무의식적인 습관'이란다.

또 다른 예가 자동차 운전인데 내가 운전면허를 따고 처음으로 시내에서 운전할 때, 얼마나 집중 했는지 집에 들어와 탈진한 기억이 있는데, 지금은 습관화되어 다른 사람과 이야기를 나누면서도 운전을 마음대로 할 수 있단다.

습관이란 참 무섭다. 지하철 계단 오르기가 습관이 되면, 어떤 날 몸이 피곤해서 '오늘은 계단 대신 에스컬레이터를 타야지.'라고 마음먹고 가더라도, 나도 모르게 습관적으로 계단을 향해 가고 있단다.

젓가락질이나 운전하기 등은 육체적으로 고통스럽지는 않잖아요. 하지만 운동은 고통스럽잖아요.

그래. 운동이 다른 것에 비해 고통스러운 것은 사실이지만 고통스러운 것도 습관화가 되면 그리 고통스럽지 않단다. 예를 들어, 네가 아침마다 매일 회사에 출근하는 것도 습관화되었기 때문에 가능하단다.

매일 회사에 출근하는 것도 습관화되었기 때문에 가능하다고요?

그래. 소설가 중에 이외수라는 분을 너도 알 거야. 지금은 고인이 되었지만 이분은 글을 쓰기 위해 방에 들어가면, 몇 달간 방에서 나오지 않기 위해 바깥에서 문에 자물쇠로 채우고, 문에 난 구멍으로 밥이나 대소변을 전달해 가면서 글을 완성한 일화로 유명했지. 한번은 라디오 방송에 출연하여 왜 이런 기이한 행동을 하는지 아나운서가 물어본 적이 있는데, 그 대답이 대략 다음과 같단다.

"저는 제 의지가 약해서, 하루 종일 집에 진득이 붙어 있질 못합니다. 그래서 밖에 나가지 못하도록 제 방문에 자물쇠를 채웁니다. 제 행동이 지독하다고 이야기하는 사람들이 많은데, 제가 볼 때는 회사에 출근하는 사람이 저보다 훨씬 지독합니다. 어떻게 하루도 안 빠지고, 그것도 같은 시간에 회사에 가고, 하루 종일 회사에 앉아 일을 할 수 있나요? 저는 하루도 하기 힘듭니다."

이분의 말씀이 틀린 이야기가 아니라는 것은 너도 공감하겠지. 그런데 네가 매일 회사에 가는 것이 고통스럽지 않은 이유는, 회사 출근이 습관화되었기 때문이란다. 그리고 이런 습관은 학교 다닐 때부터 너도 모르게 만들어진 것이란다.

운동도 마찬가지란다. 처음 시작할 때는 약간의 고통이 따르지만, 습관화되면 아무 고통 없이 자연스럽게 할 수 있단다. 또, 행동은 의식적으로 하므로 고통스럽다든가 두렵다고 생각하게 되지만, 습관은 아무 생각 없이 무의식적으로 하기 때문에 이런 생각을 하지 않는단다. 다시 말해, 운동도 습관화되면 회사에 출근하는 것과 다를 게 없지.

더 나아가, 모든 인간은 습관으로 인생이 결정된단다. 성공하는 습관이나 부자가 되는 습관과 같은 책이나 이야기 등을 들어 봤을 거야. 즉 성공하거나 부자 되는 것도 평소 습관이 결정한단다.

성공하거나 부자가 되는 것을 습관이 결정한다고요?

그래. 어떤 일을 끈기 있고 성실하게 하는 습관을 지닌 사람은 성공하게 되어 있고, 평소 근검절약하는 습관을 지닌 사람은 부자가 될 수 있단다. 구두쇠처럼 절약하는 사람을 보면 생활하기가 매우 불편할 것 같지만, 절약이 습관화된 사람은 절약이 전혀 불편하거나 어려움이 없단다. 너는 안 믿을지 모르겠지만, 절약이 습관화된 사람은 오히려 돈을 펑펑 쓰는 일이 불편하고 힘들다고 말하지. 운동도 마찬가지란다. 운동이 습관화되기 전에는 운동이 힘들고 운동하는 것 자체가 스트레스이지만, 운동이 습관화되면 아무렇지도 않단다. 예를 들어, 평소에 운동하지 않는 사람이 아침에 일찍 일어나 30분을 뛴다고 하면, 그날 하루는 정말 힘들다. 하지만 운동을 매일 하는 사람은 운동하지 않는 날이 오히려 고통스럽단다. 나의 경우 백내장 수술로 한 달 정도 운동을 못한 적이 있는데, 운동하고 싶어서 정말 고통스러웠단다. 더 나아가, 절약하는 습관을 지닌 사람은 부자가 되듯이, 운동하는 습관을 지닌 사람은 행복해질 수 있단다.

운동도 습관이 되면 고통스럽지 않다는 이야기는 이해가 되네요. 그런데 고통스럽지 않게 운동을 습관화할 수 있나요?

그래. 운동을 아주 적게 하면 운동이 고통스럽지 않겠지. 예를 들면, 하루에 5분만 걷거나, 10m만 달리거나, 팔굽혀펴기를 1개만 하는 거야. 이렇게 하면 운동이 전혀 고통스럽지 않지.

하루에 5분만 걷거나, 10m만 달리거나, 팔굽혀펴기 1개만으로 무슨 소용이 있나요?

그래. 별 소용없긴 하지. 하지만 매일 반복적으로 하면 습관이 된다. 얼마 전, SBS 방송에서 『SBS 스페셜: 당신의 인생을 바꾸는 작은 습관』편이 방송되어 큰 화제가 된 적이 있었지. 내용을 보면 **'어떤 일이든 습관화하기 위해서는 목표를 작게 설정해야 한다'**는 거야. 예를 들어, 영어 공부를 습관화하려면 처음에는 하루에 영어 단어 한 개만 외우고, 운동을 습관화하려면 하루에 팔굽혀펴기를 1개만 하라는 거야. 이렇게 하면 영어 공부나 운동을 하는 것이 고통스럽지 않기 때문에 매일 할 수 있지.

하지만 하루에 5분만 걷거나, 10m만 달리거나, 팔굽혀펴기 1개만 해서는 운동이 전혀 되지 않잖아요?

그렇지. 그러나 하루에 1개만 하는 것이 습관화되면, 그다음 주는 2개 그다음 주는 3개 등으로 운동량을 조금씩 늘려가면 된단다. 초기에는 운동에 초점을 맞추지 말고, 매일 하는 것에 초점을 맞춘단다. 매일 하는 것이 익숙해지면, 운동량을 조금씩 늘려가기는 아주 쉽단다. 운동이 고통스러워 못하겠다고 하는 사람은 이 방법이 가장 좋다.

수영을 예로 들면, 처음 1주일간은 매일 1번만 왕복을 한단다. 수영하는 것보다 매일 수영장에 가는 것에 초점을 맞춘단다. 이렇게 하면 운동이 고통스럽다는 생각이 들지 않겠지. 더 중요한 것은 1주일간 수영장 회비가 아깝다는 생각이 계속 들게 만드는 거야. 그래야 매일 가게 된단다. 그다음 주에는 레인을 2번 왕복한단다. 그리고 그다음 주는 3번을 왕복하는 거지. 이렇게 계속 반복하나 보면 고통스럽지 않게 저절로 습관화된단다.

영어 공부도 마찬가지란다. 첫 주에는 하루에 영어 단어 1개만 외우고, 그다음 주에는 2개, 그다음 주에는 3개로 늘려 나가는 것이지.

요약하면, 쉽게 시작해서 점차 강도를 높이는 것이 핵심이네요.

그래. 그런데 이렇게 하는 이유는 "운동은 고통스럽다"는 인식을 갖지 않게 하는 거란다. 내가 매일 다녔던 헬스장에 처음 가입하면, 첫날은 헬스 트레이너가 개인 지도를 해주는데, 내가 옆에서 보고 있으면 끔찍하다는 생각이 들 정도로 무리하게 운동을 시킨단다. 특히 운동을 안 하다가 무리해서 운동하고 나면, 다음 날 온몸의 근육이 아픈 경험은 누구나 있을 거야. 이렇게 무리하게 운동하고 나면, 온몸이 아파서 그다음 날 운동하러 갈려고 해도 갈 수가 없단다. 이런 경우, '운동은 고통스럽다'는 것이 몸에 완전히 각인되기 때문에 다시는 가지 않게 된단다.

그렇다면, 헬스장에 처음 다닐 때는 헬스 트레이너의 지도를 받지 않는 것이 좋겠네요.

그래. 하지만 대부분의 사람은, 헬스 트레이너가 지도하지 않더라도, 첫날부터 의욕이 넘쳐서 스스로 무리하게 운동하곤 하는데, 이렇게 무리하면 다음 날은 마찬가지로 헬스장에 잘 가지 않게 된단다.

헬스장에 등록하면 첫날의 의욕을 억누를 필요가 있단다. 첫 1주일 동안은 모든 운동 기구를 한 번 정도만 가볍게 들어보고 집에 돌아온단다. 그리고 이때도 회비가 아깝다는 생각이 들어야 한단다. 그래야 매일 가게 된단다. 다음 주는 2번 정도 들어보고... 이렇게 조금씩 늘려 가면 고통스럽지 않게 운동이 습관화할 수 있지. 헬스 트레이너의 지도를 받고 싶으면, 헬스장에 가는 것이 습관화된 후에 받는 것이 좋다.

앞에서 '이성은 본능을 이길 수 없다'는 이야기를 했는데, 이성적으로 운동하려고 해도 운동이 고통스럽다는 인식이 생기면, 본능은 어떻게 하든 운동을 하지 않으려는 핑계를 만들려고 한단다. 운동 때문에 스트레스받으면 점점 운동이 싫어지겠지.

조련사가 사자를 길들일 때, 처음에는 멀리서 먹이를 주기 시작하면서, 점차 다가간단다. 처음부터 너무 다가가면 사자가 스트레스를 받아 친해질 수 없게 되지. 우리 몸도 마찬가지란다. 처음부터 너무 스트레스를 주지 말고, 조금씩 다가가는 것이 필요하다. 스트레스를 해소하기 위해 운동해야 하는데, 운동 때문에 스트레스를 받으면 안 되겠지. 운동이 습관화되기 전까지는 '운동하는 것이 스트레스가 된다'는 점을 알아야 한다. 위에서 이야기한 젓가락질, 영어 회화, 한자 쓰기, 운전하기 등도 습관화되기 전까지는 스트레스인 것과 마찬가지란다.

저는 이미 '운동은 고통스럽다'는 생각이 뼛속까지 박혀 있어서, 그런 생각을 바꿀 수 있을지 모르겠네요.

습관화할 수 있는 방법 하나를 덧붙이면, 고통스러울 때 자신에게 끊임없이 '고통스러운 만큼 나는 건강해지고 있다' 혹은 'No pain, no gain(고통이 없으면, 얻는 것도 없다)'이라고 혼잣말을 해보는 거지. 나에게 하는 혼잣말도 반복하면 강력한 자기 암시 효과가 있거든. 자기 암시는 자신의 무의식을 바꿀 수 있다는 것이 과학적으로 증명이 되었단다.

예전에 TV에서 의사가 나와, 자신은 길을 가다가 육교나 지하도가 나오면, '아, 계단을 걸어야 하니 힘들겠구나.'라는 생각을 하는 대신, '아! 하느님께서 운동이 부족한 나에게 운동을 할 기회를 주시는구나. 하느님 감사합니다.' 하고 생각하면서 육교나 지하도를 건너간다고 이야기하는 것을 들은 적이 있는데, 이후 나도 똑같이 혼잣말을 되뇌면서 에스컬레이터 대신 반드시 계단만 이용한단다. 어차피 사람은 정신적인 동물이기 때문에, 상황을 고통스럽게 받아들일지 즐겁게 받아들일지는 결국 자신에게 달려있단다. 우리가 잘 알고 있는 원효대사 이야기(해골에 담긴 물을 마신 이야기)를 한번 생각해 보면 이 말이 이해되겠지.

정말 그렇게 하면 고통 없이 반복할 수 있는 것 같네요. 그런데 몇 번 정도 반복해야 습관이 되나요?

『백번만 같은 일을 하면 당신의 무기가 된다 – 아주 작은 습관의 힘』이라는 책도 나와 있듯이, **100번 정도를 반복하면 습관이 된단다.** 또, 60번만 반복하면 습관이 된다고 주장하는 학자도 있단다. 하지만 운동하기로 마음먹었다면 60번이면 어떻고, 100번이면 어떻겠니? 어차피 죽을 때까지 해야 할 것이 운동인데... 눈 딱 감고 3달만 하면 습관이 될 수 있단다.

저는 끈기가 없어서 100번이나 반복해서 하기가 힘들 것 같네요.

반복을 쉽게 하는 방법도 다음과 같이 여러 가지가 있단다.

- 혼자 하지 말고, 두 명 혹은 여러 명이 같이 하면 쉽다. 운동을 하루 쉬고 싶어도, 다른 사람이 가자고 하면 가게 되기 때문이야. 친구나 가족과같이 하거나, 조기 축구회나 운동 동호회에 가입하는 것도 좋은 방법이지.
- 운동을 할 때마다 보상이 있으면, 운동을 계속하게 된단다. 예를 들어, 아이에게 하기 싫은 일을 시킬 때, 일 끝나고 나면 맛있는 음식을 주거나 용돈을 주면 잘하게 되는 것과 같은

원리란다. 운동하기 싫을 때 '운동을 하면 그 보상으로 행복해질 수 있다.' 혹은 '고통스러운 만큼 건강해지고 있다.'는 말을 여러 번 되뇌는 것도 하나의 보상 방법이란다. 멋진 헬스 트레이너를 보러 헬스장에 가는 것도 보상이 될 수 있겠지.

· 운동하면 보상을 받는 대신, 운동하지 않으면 손해 보도록 하는 것도 방법이지. 예를 들어, 회비가 비싼 헬스장에 등록한단다. 만약 운동하러 가지 않으면 손해를 보기 때문에 계속 가게 되는 것이지. 앞에서 이야기한 '회비가 아깝다는 생각이 들어야 한다.'도 마찬가지야. 회비가 아까우면 계속 가게 되지.

· 운동을 시작했다고 가급적 여러 사람에게 알리는 것도 방법이란다. 이렇게 하면, 아무도 모르게 하는 것보다는 계속해서 하는 데 도움이 된단다.

· 냉장고 손잡이 옆이나 화장실 문, TV 옆 등 눈이 자주 가는 곳에 '1분간만 운동을 하자!'라는 구호를 붙여 놓는 것도 좋다. 이 구호를 볼 때마다 1분간만 운동하면 습관이 될 수 있단다.

· 요가 매트, 요가링, 고무 밴드, 악력기, 줄넘기, 아령, 가정용 턱걸이 등의 운동 기구를 방 곳곳에 두는 것도 좋단다. 이렇게 해두면, 운동 기구를 볼 때마다 운동해야겠다는 생각이 들고, 또 운동 기구를 쉽게 접할 수 있으니까 운동을 쉽게 할 수 있단다. 마찬가지로, 스트레칭하는 법을 그려 놓은 포스터를 벽 곳곳에 붙여두는 것도 좋단다. 참고로, 스트레칭 포스터는 시청이나 구청 보건소, 주민센터 등에서 무료로 나누어 준단다.

· 나의 경우에는, TV 앞에 요가 매트를 깔아두고 매일 저녁에 TV를 보면서 근력 운동을 한다. 이렇게 하면 운동으로 인한 지루함이나 고통을 잊을 수 있단다.

다 좋은데, 저는 운동할 시간이 별로 없어서 하기가 힘들 것 같아요.

내가 다니는 헬스장 벽면에는 '운동하려는 사람은 방법을 찾고, 운동하기 싫은 사람은 핑계를 찾는다'라는 표어가 붙어 있단다. '시간 없어서 운동을 못 한다.'거나, '피곤해서 못 한다.'는 말은 '나는 운동을 할 의지가 없다.'는 이야기의 다른 표현에 불과해. 한발 더 나아가면, '나는 행복하고 싶지 않다.'는 이야기가 되지. 의지만 있으면 시간은 얼마든지 만들 수 있단다. 뒤에서 이야기하겠지만, 하루 5분만 해도 충분한 운동도 있으니까, '시간 없어서 운동하기 힘들다.'는 이야기는 접어 두기로 하자.

대부분의 사람은 운동이 인생에 그리 중요하지 않다고 생각하는데, 영화 《곡성》에 나오는 "뭣이 중한디?"라는 대사를 한 번쯤은 곱씹어 볼 필요가 있단다. 내 경험에 의하면, 어떤 일도 운동보다 중한 것은 없다. 내가 볼 때, 일이 바빠 운동할 시간이 없다는 사람은 정말 멍청하거나, 남은 인생을 불행하게 살고 싶은 사람으로 보인단다.

덧붙이자면, 운동할 시간이 없어서 운동하지 않는 사람들은, 더 많은 시간을 나중에 병원을 오가거나 병원 침대에서 시간을 낭비하고, 나아가 병원비나 약값으로 돈도 낭비하게 된단다. 또, 고통과 우울증도 덤으로 받는단다. 정말로 일 때문에 시간이 없어서 운동을 못하겠다면, 행복해지기 위해 직업을 바꾸는 것을 진지하게 고려해야 해.

또, 피곤하니까 운동을 못하겠다고 하는데, 피곤하니까 운동을 해야 한단다. 너는 경험해 보지 못해서 모르겠지만, 운동해서 건강해지면 일상이 덜 피곤하단다. 실제로 한 대학연구소에서, 한주에 3일, 하루 20분을 운동하는 실험을 했는데, 참여한 사람들이 6주 후에 지구력이 향상되어 덜 피곤하고 활력이 생겼다고 한다.

정말 그렇네요. 그러면 어떤 운동을 해야 하나요?

매일 조금씩 운동해서 운동하는 것이 습관화되면, 유산소 운동과 근력 운동을 병행하는 것이 좋단다.

유산소 운동으로는 등산, 수영, 달리기, 줄넘기가 있는데, 이런 운동을 하면 심폐(심장과 허파) 기능이 강화된단다. 그런데 유산소 운동만으로는 몸 전체의 근육은 늘어나지 않는단다. 몸 전체의 근육을 늘리려면 근력 운동을 해야 한단다.

근력 운동은 플랭크(Plank), 스쿼트(Squat), 런지(Lunge), 윗몸일으키기(Sit-up), 팔굽혀펴기(Push-up) 등이 있는데, 이 5가지 운동 모두 맨손으로 언제 어디서나 할 수 있다는 장점이 있단다. 운동하기로 마음 먹었다면 이 5가지 운동을 꼭 기억해라. 이외에도 브릿지(Bridge), 슈퍼맨(Superman), 데드 버그(Dead bug), 버드 독(Bird dog) 등도 있단다. 자세한 내용은 인터넷을 검색해 봐라.

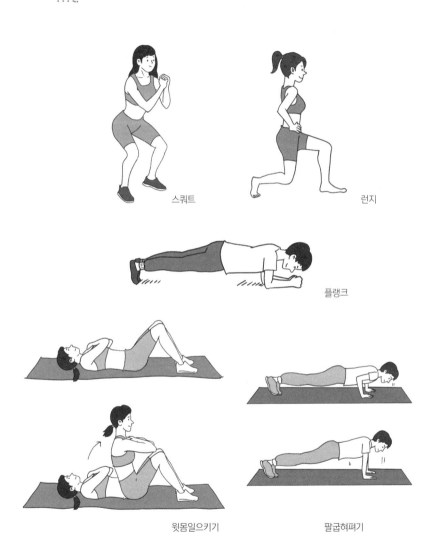

스쿼트

런지

플랭크

윗몸일으키기

팔굽혀펴기

매일 유산소 운동 30분, 근력 운동 5가지는 1분씩 3세트, 총 15분을 한다면 평생 건강하게 살 수 있단다.

근력 운동 5가지를 3세트 하면 엄청 피곤하지 않나요?

그래. 피곤하지. 하지만 근육이 피곤해지면 부교감신경이 활성화되어 밤에 쉽게 잠을 잘 수 있고, 잠을 잘 자면 건강해진단다. 운동하는 목적이 '몸이 튼튼해지기 위함'보다는 '(잠을 잘 자기 위해) 피곤해지기 위함'이라고 생각하면, 목적 달성이 쉬워 운동하기가 재미있을 거야. 그래서 운동을 시작하기 전에 '내가 운동하는 목적은 피곤해지기 위함이다'를 스스로 다짐하면서 시작해라.

하지만, 아침이나 낮부터 피곤하면 다른 일을 할 수 없잖아요.

그래서 처음 운동을 시작할 때는 저녁 식사 후에 하는 것이 좋단다. 그러면 2~3시간 후에 쉽게 잠이 든단다. 이렇게 몇 달 동안 해서 몸이 건강해지면, 그때부터는 운동 시간을 네가 좋아하는 시간으로 옮기면 된단다.

앞에서 하루 5분만 해도 충분한 운동이 있다고 했는데, 어떤 운동인가요?

일명 Y자 운동이라고 하는데, 차렷 자세에서 발꿈치를 붙인 채 발을 90도 벌리고, 양손을 만세 부르듯 Y자로 뻗으면서 발꿈치를 든다. 이 동작은 30번 해도 1분밖에 걸리지 않는다. 장소에

구애받지 않고, 신체의 근육을 모두 사용하는 운동이다. 하루에 30번씩 5회를 하면 5분이 걸리는데, 이 정도만 해도 충분한 운동 효과가 있다. 언제 어디서나 할 수 있고, 짧은 시간에 가장 큰 운동 효과를 낼 수 있다. 정말 운동할 시간이 없는 사람에게 추천하는 운동이란다.

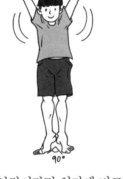

사무실에서 일하는 사람이라면 의자에 바르게 앉아 발을 앞으로 뻗고 버티면서, 두 손을 깍지 끼고 기지개 켜듯이 위/좌/우/뒤로 뻗기를 틈틈이 해줘도 좋단다.

이외에도 수많은 운동이 있는데, 운동하는 방법이나 효과 등의 자세한 내용은 인터넷이나 유튜브를 찾아봐라. 그리고 어떤 운동을 하는 것이 중요한 것이 아니라, 규칙적으로 매일 해주는 것이 더욱 중요하단다.

날마다 운동을 해야 하나요?

일반적으로 자기 최고 체력의 60~80% 정도로 하는 운동이라면

날마다 하더라도 무방하다. 하지만, 평소에 하던 운동량을 훨씬 초과하던가, 운동 강도가 매우 높은 경우에는 하루 정도 쉬어 주는 것이 좋단다. 근육을 늘이기 위해 매일 심하게 근력운동을 해 본 적이 있는데, 몸살이 나서 고생한 적이 여러 번 있단다. 따라서 운동한 다음 날, 피로함을 느끼거나 심한 근육통이 있으면 하루 정도 쉬어 주는 것이 좋단다. 다만, 쉬더라도 가벼운 스트레칭이나 10~20분 내외의 산책 정도는 해주는 것이 피로 회복에 도움이 된단다.

운동은 공부와 비슷하다. 하루 이틀 열심히 공부했다고 성적이 오르지 않듯이 하루 이틀 열심히 운동해 보고 효과가 없다고 그만두면 안 된단다. 꾸준히 한두 달 하다 보면 건강이 점차 좋아진단다. 나의 경우 3년을 꾸준히 하니까 몸이 거의 정상으로 돌아왔단다. 젊은 사람이라면 몇 달이면 정상으로 돌아올 거라 생각한다.

참고로, 운동으로 인해 새로 생긴 근육은 3~4일 간 사용하지 않으면 다시 사라진단다. 따라서 근육을 유지하려면 1주일에 최소 2번 이상 운동해야 한단다. 재미있는 사실은, 꾸준히 운동하는 사람은, 얼마간 운동을 하지 않아 근육이 사라지더라도, 다시 운동하면 근육이 생기는 기간이 짧아진단다. 흡사 영어 단어를 암기했다가 잊어버리더라도, 다시 공부하면 처음보다 빨리 암기하는 것과 같은 이치란다.

밥 먹고 나서 바로 운동하면 안 좋다고 하는데, 사실인가요?

반은 맞고 반은 틀린단다. 아주 격렬한 운동은 문제가 되지만, 가벼운 운동은 위와 장운동을 촉진해 소화에 도움이 되고 장내 가스 배출도 잘 된단다. 또, 식후 1~2시간 사이에 혈당이 가장 높아지는데, 이때 운동하면 혈당이 떨어지기 때문에 운동하기에 가장 좋은 시간이라고 할 수 있다. 따라서 식후에 가벼운 운동이나 산책하는 것이 건강에 더욱 좋단다. 또 밥을 먹고 걸으면 위가 늘어난다는 이야기도 있었지만, 이것도 과학적인 근거가 없는 이야기란다.

운동 중에 물을 마시면 안 된다고 하는데, 사실인가요?

이 이야기도 과학적인 근거가 없는 이야기란다. 오히려 물을 먹어주면 체액의 균형을 유지하고, 운동 효과를 높이며, 피로를 감소시켜 준다. 실제로 축구 경기를 보면 골대 옆에 물병이 있어서 경기 도중에 물을 마실 수도 있고, 경기가 중간에 끊어졌을 때 물을 마시는 것도 볼 수 있단다. 운동 중에도 물이 필요하지만, 운동하기 전에 미리 물을 먹어 두면 더욱 좋단다.

하루 중 언제 운동하는 것이 좋은가요?

개인적으로 추천하는 것은 아침 운동이지. 공복에 운동하면 몸의 지방을 태워서 에너지로 사용하기 때문에 체중 감량에 효과적이란다. 또, 혈액 순환을 좋게 해서 하루 종일 좋은 기분과 함께, 집중력이나 사고력을 높여 준단다. 다만, 아침에는 몸이 완전히 깨어나지 않아 무리한 근력 운동보다는, 달리기와 같은 유산소 운동이나 스트레칭이 좋단다. 또, 당뇨나 빈혈이 있는 사람의 경우 공복 운동은 위험할 수 있고, 고혈압인 사람도 아침에 운동하면 아드레날린이 분비되어 혈압이 더 올라가기 때문에 이런 사람은 오후나 저녁에 하는 것이 좋단다. 특히 추운 겨울에는 혈관이 수축되어 혈압이 더욱 올라가기 때문에, **고혈압인 사람은 절대로 아침 운동을 하면 안 된단다.** 정상적인 사람이라도 충분한 스트레칭 후 운동하는 것이 좋단다.

또한 만약 근육을 만들고 싶다면, 저녁 운동이 효과적이지. 근육을 회복시키는 티로트로핀이라는 호르몬이 저녁 운동을 할 때 촉진되기 때문이란다. 또한 저녁에 운동하면 낮 동안의 스트레스를 해소할 수 있단다. 나의 경우는, 저녁 식사 후 5가지 근력 운동(플랭크, 스쿼트, 런지, 윗몸일으키기, 팔굽혀펴기)을 하는데, 근력 운동을 하면 밤에 쉽게 잠이 들고, 밤에 잠이 깨더라도 다시 쉽게 잠이 든단다. 하지만 격한 운동을 하면 몸과 뇌가 흥분되어 수면에 방해가 되므로, 취침 2~3시간 전에는 운동을 마치는 것이 좋단다.

운동하기 위한 다른 조언이 있나요?

내가 하고 싶은 이야기는 다음과 같다.

○ 운동은 젊을 때부터 하라

젊어서부터 치아를 관리하지 않으면, 나이가 들면서 치아가 썩거나 빠지게 된다. 나이가 들어 치아를 관리한다고 썩은 치아나 빠진 치아가 돌아오지 않는다. 우리 몸의 많은 부분은 이와 같이 불가역적인 것이 많다. 예를 들어, 골다공증의 경우, 30대부터 뼈에서 칼슘이 빠져나가기 때문에 생기는데, 골다공증을 예방하려면 10대와 20대에 운동을 해서 골밀도를 최대로 높여 놓아야 한다. 30대 이후에 운동하면 칼슘이 빠져나가는 것을 줄일 수만 있단다. 그렇다면 가급적 젊었을 때부터 운동을 시작하면 몸은 젊은 상태로 유지할 수 있다.

따라서 30세에 운동을 시작하면 남은 인생을 계속 30세로 살 수 있고, 40세에 운동을 시작하면 계속 40세로 살 수 있고, 50세에 운동을 시작하면 계속 50세로 살 수 있다. 아마도 내가 하는 이야기 중에 가장 중요한 이야기 하나만 꼽으려면 이 이야기라고 생각한다.

○ 생활 속에서 운동하라

운동하기 위해, 헬스장이나 수영장에 가는 것도 좋지만, 일상생활에서도 운동할 수 있단다. 예를 들어, 5층 이하의 계단은 걸어가기, 지하철에서 에스컬레이터 타지 않기, 1km 이하의 거리(걸어서 15분 거리)는 걸어가기, TV를 보면서 위에서 말한 Y자 운동을 하기, 화장실에 갔다 올 때마다 스쿼트 10개 하기, 칫솔질할 때 발뒤꿈치 들고 하기 등등 수많은 생활 속 습관을 만들 수 있단다.

○ 운동하다가 관절에 통증이 오면 즉시 중지하라

통증은 몸의 한계에 도달했다는 신호다. 통증이 왔을 때도 운동을 계속하게 되면 몸의 한계를 넘어가기 때문에 건강을 해치게 된단다. 운동선수들은 매일 운동을 하니까 매우 건강하다고 생각하기 쉬운데, 항상 몸의 한계를 넘어 운동하기 때문에 건강한 사람이 별로 없단다. 실제로 대부분의 운동선수는 관절이 정상인 사람이 거의 없단다. 박지성, 이상화, 박세리의 공통점은 우리나라를 빛낸 훌륭한 스포츠 선수지만, 모두 관절 연골이 닳거나 주변 인대가 파열되어 은퇴하였단다.

○ 운동 중독증에 걸리지 않도록 주의하라

운동을 하면 뇌에서 쾌감을 느끼게 하는 엔도르핀이 분비되는데, 엔도르핀은 마약처럼 중독성이 있단다. 그래서 운동을 계속하는 사람은 운동 중독증에 걸리게 된단다. 운동 중독증에도 단계가 있는데, 중독 초기 단계에는 운동이 즐거워 다른 일보다 운동이 우선이고, 중기 단계에는 체력이 바닥날 때까지 운동하고, 마지막 단계에는 병이 나거나 아파도 운동을 한단다. 마지막 단계까지 가게 되면, 운동으로 몸이 망가진단다. 운동 중독증을 피하려면 하루에 정해진 시간만큼만 운동하는 것이 좋단다.

마지막으로 덧붙이고 싶은 말은 운동이 인생의 목적이 되어서는 안 된다는 거야. 예를 들어, 돈을 버는 목적이 좀 더 행복하게 살기 위함인데, 돈을 버는 데만 재미를 느끼면, 돈 버는 것 자체가 행복이라 생각하고, 다른 일은 하지 않고 오직 돈에만 매달리는 사람들이 있지. 마찬가지로, 운동하면 느끼는 행복 때문에, 다른 일보다는 운동에만 매달리게 되어서는 안 되겠지.

10장

달리기와 빠르게 걷기

달리기는 가장 하기 쉽고 효과가 큰 운동이지만, 달리기 중독에 빠져
무리하게 하지 않는 것이 중요하다.

여러 가지 운동 중에 어떤 운동이 가장 좋은가요?

전문 의사들의 말에 따르면, 수영과 등산이 건강에 가장 좋다고
한다.

일본의 오키나와 섬, 러시아 코카서스 지방, 에콰도르 빌카밤바
장수촌, 불가리아 스모란 마을 등 100세 이상 건강하게 장수하는
마을이 있는데, 학자들은 이런 마을에서 장수하는 이유가 그
사람들이 먹는 음식(생선, 요구르트, 식수 등)에 그 원인이 있다고
이야기하는데, 개인적으로 나는 다른 데 원인이 있다고 본다.
장수하는 마을의 공통점을 보면, 바닷가나 산간 마을에서
어업이나 목축업을 하고 사는데 이런 사람들은 일상이
수영(바닷가 마을)이나 등산(산간 마을)이란다. 매일 수영이나 등산을
한다면 당연히 건강해지고, 따라서 오래 살겠지.

수영과 등산이 가장 좋은 운동이긴 하지만, 체형이나 건강 상태에 따라 또 사람마다 **자신에게 맞는 운동**이 있다고 생각한다. 개인적으로 나는 달리기가 나에게 가장 맞는 것 같단다. 더욱이, 수영은 바다나 수영장이 있어야 하고, 등산은 산이 있어야만 오를 수 있지만, 달리기는 운동화 한 켤레만 있으면 아무 곳에서나 할 수 있기 때문에 좋단다.

　사실 나도 우연히 달리기를 시작하였단다. 코로나19로 인해 헬스장이 문을 닫아 어쩔 수 없이 동네 주변을 달리기 시작했는데, 지금은 달리기에 완전히 빠져 매일 달리기를 한단다. 코로나19가 나에게 준 선물이라고 볼 수 있지.

달리기를 하면 어떤 효과가 있나요?

　하루에 30분 정도의 달리기를 꾸준히 하면, 심장과 허파를 튼튼하게 해주고, 몸 전체의 근육이나 뼈도 튼튼하게 해준단다. 또한, 혈액 순환을 좋게 하여 고혈압이나 당뇨를 비롯한 각종 혈관 계통의 병을 예방할 수 있으며, 잠을 잘 오게 해주는 효과도 있단다. 또, 근력 운동을 하더라도, 심장과 허파가 튼튼해야 할 수 있단다. 예를 들어, 팔굽혀펴기를 20회 정도를 해보면, 팔도 아프지만 맥박이 뛰고 숨이 찬단다. 따라서 팔굽혀펴기를 많이 하려면, 팔 힘도 중요하지만 심장과 허파가 튼튼해야 할 수 있단다. 팔굽혀펴기뿐만 아니라, 어떤 운동이든 심장과 허파가 튼튼해야 할 수 있단다. 운동을 하면 근육에 혈당과 산소를 계속 공급해 줘야 하는데, 이런 일을 심장과 허파가 하기 때문이야. 개인적으로, 운동 중에서 심장과 허파를 튼튼하게 해주는 가장 좋은 운동이 수영, 등산과 함께 달리기가 아닌가 생각해.

저는 운동 중에도 달리기가 가장 고통스러운 것 같아요. 5분도 아니고, 30분이나 달린다는 건 정말 고통스러울 것 같아요.

처음 달리기를 하면 당연히 고통스럽겠지. 하지만 **달리기도 습관화하면 전혀 고통스럽지 않단다.** 오히려 달리기를 하면 기분이 좋아진단다. 내가 달리기를 가장 좋아하는 이유도 바로 이 때문이란다.

달리기를 하면 기분이 좋아진다고요? 어떻게 그게 가능한가요?

달리기를 하면 몸이 고통을 느끼게 되는데, 앞에서 말했듯이 이러한 고통을 줄이기 위해 뇌에서는 엔도르핀이라는 호르몬이 분비된단다. 최근 연구에 따르면, 심장이 빨리 뛰면 엔도르핀이 분비된다고도 한다. 달리기나 심한 운동을 하면 심장이 빨리 뛰고 고통스러우니까 엔도르핀이 분비되어 기분이 좋아진단다.(그래서 나는 길을 가다가 계단이 나오면 엔도르핀을 맛보기 위해 뛰어 올라간단다.) 비슷한 예가 공부란다. 공부를 잘하는 아이들도 공부하려고 책상에 앉으면 공부하기가 고통스럽지만, 일단 공부를 시작하면 계속하게 되고, 공부하고 나면 기분이 뿌듯하거나 성취감을 느낀다고 하는데, 사실은 공부에 집중하게 되면 뇌에 엔도르핀이 분비되어 기분이 좋아지는 것이 뿌듯하다거나 성취감을 느꼈다고 표현하는 것뿐이란다.

요약하면, 인간의 몸은 고통스럽거나 뭔가에 집중하면 엔도르핀이 분비되기 때문에, 운동이나 공부를 열심히 하면 둘 다 기분이 좋아진단다.

그런데 내 친구가 마라톤 동호회에 참여하는데, 30분 이상 달리면 몸이 가벼워지고 머리가 맑아지면서 기분에 좋아진다고 하는데, 이게 바로 엔도르핀 때문이군요.

그래. 마라톤하는 사람들은 이런 것을 '러너스 하이(Runner's high)' 또는 '러닝 하이(Running high)'라고 부르더라. 여기서 'high'는 영어 속어로 마약에 취한 황홀경을 뜻한단다. 따라서 우울증에 걸린 사람이 달리기를 하면 돈 한 푼들이지 않고 치료할 수 있지. 실제로 미국에서는 우울증 환자에게, 항우울증약 대신에 달리기를 권하는 의사가 늘어나고 있다고 한단다. 달리기를 하면, 몸에 전혀 해롭지 않은 마약(엔도르핀)을 무료로 경험할 수 있고, 우울증도 치료하니까 일거양득이라고 할 수 있지. 달리기로 우울증을 치료한 예는, 영국 아마존 베스트셀러였던 『시작하기엔 너무 늦지 않았을까?: 나를 살린 달리기』라는 책을 꼭 한번 읽어 보기 바란다. 출판사의 '책 소개'를 그대로 인용해 보자.

"고질적인 정신 건강 문제와 이혼이라는 큰 사건을 겪으며 20대를 눈물과 고통 속에 보낸 영국의 저널리스트 벨라 마키. 그녀는 견딜 수 없는 고통을 피하기 위해 세상과 멀리하며 은둔하듯 살아왔다. 그러던 어느 날, 더 이상 숨어 사는 반쪽짜리 인생을 견디기 어려웠던 그녀는 생전 안 해본 일을 하고자 결심한다. 그건 바로 달리기였다! 그녀의 첫 도전은 3분 만에 달리기를 포기하고 집으로 돌아가면서 끝나고 말았다. 그녀는 달리기를 하겠다는 결심이 작심삼일로 끝날 거라 생각했다. 하지만 꾸준히 달리다 보니 어느새 달리지 않으면 오히려 이상하다! 게다가 매일 달리다 보니 그녀를 괴롭히던 우울, 불안, 공황 같은 문제에서 자유로워진 것을 깨달았다. 술, 담배, 달콤한 아이스크림으로도 해결하지 못한 문제를 달리기로 해결한 것이다!"

아마도 이 책을 다 읽고 나면, 달리지 않고는 못 배길 거라 확신한다.

러너스 하이를 느끼면 어떤가요?

나의 경우는, 10분쯤 달리면 숨이 가빠오면서 가슴에 통증이 오고, 다리가 아프기 시작하면서 서서히 러너스 하이가 오는 것을 느낄 수 있단다. 목덜미에서 미세한 경련이 오는듯한 느낌과 함께, 점차 고통이 사라지고 머리가 투명해지는 느낌이 들기 시작한단다. 몸을 꼬집어보면, 확실히 아픔을 덜 느끼지.

이때부터는 분명 숨이 차는데도 가슴이 고통스럽지 않고, 마치 주사를 맞은 듯 다리에 고통도 사라진단다. 비슷한 예로, '운동하는 도중에 다쳐도 아픔을 느끼지 못하다가, 운동이 끝난 후 아픔을 느낀다'는 이야기를 종종 듣는데, 이것도 사실은 운동 중에 몸에서 엔도르핀이 분비되기 때문에 아픔을 느끼지 못하는 것이란다.

인터넷에서 러너스 하이를 겪은 사람들의 이야기를 보면 아주 다양하단다. 하늘로 붕 뜨는 느낌이 든다는 사람, 머릿속에 아무 생각이 나지 않는다는 사람, 나도 모르게 출발점으로 돌아와 순간 이동이나 축지법을 쓴 것 같다는 사람, 황홀감을 느낀다는 사람 등이 있단다. 나는 황홀감을 느끼지는 못했지만, 축지법은 경험했단다.

축지법을 경험했다는 이야기는 뭔가요?

한번은, 골똘하게 생각하면서 달린 적이 있는데, 어느 순간에 목적지에 도달해 있던 거야. 잠깐이었던 것 같은데 축지법을 쓴 것처럼 금방 목적지에 도달한 거지. 만약 내가 당시에 아무 생각 없이 멍때렸다면 아마도 순간 이동처럼 느껴졌을 거야.

재미있는 사실은, 달리기를 하면 기분이 좋아지는 것을 몸은 기억하는 것 같아. 저기압으로 날씨가 흐리거나 비가 오면 기분이 꿀꿀하고 몸이 찌뿌둥하거나 가끔 두통도 생기는데 나도 모르게 뛰고 싶은 생각이 든단다. 우울증약보다 달리기가 더 낫듯이, 두통약보다 달리기가 훨씬 낫단다. 지난 2020년 여름은 역대

206

최장(54일)의 장마를 기록했는데, 비가 너무 많이 오는 딱 3일을 제외하고는 매일 아침 비를 맞고 달렸단다.

러너스 하이는 얼마나 오래 가나요?

사람에 따라 다르지. 보통 4~12시간 정도 간다고 하는데, 나의 경우는, 10시간 정도 간단다. 그래서 아침에 달리면 저녁 때까지 기분이 업(up)된 상태가 된단다. 하루 종일, 머릿속이 투명해졌다는 생각이 들기도 하고, 술을 반 잔 정도 먹었을 때처럼 약간 몽롱한 생각도 들고, 기분 좋은 상태가 지속된단다.

오래달리기로 러너스 하이를 느낀다면, 마라톤 선수들은 엄청나게 행복하겠네요.

사실 나도 그렇게 생각했단다. 하지만, 실제로는 그렇지 않단다. 마라톤 선수들은 러너스 하이를 느끼는 상태를 뛰어넘어 자신의 한계까지 몰아서 뛰기 때문에 불행하게도 고통만 느끼면서 뛴단다. 그래서 '마라톤은 자기 자신과의 싸움'이라고 하지 않니? 사실 이런 상황은 마라톤뿐만 아니라 모든 스포츠가 동일하단다. '아무리 재미있는 일도, 직업으로 하면 재미가 없다'는 말과 비슷하지. 참고로, 마라톤 풀코스를 2시간 초반대에 뛰려면 100m를 17초에 뛰어야 하는데, 100m를 17초에 뛰려면 일반 성인들은 전력 질주해야 하지. 마라톤 선수들은 이런 속도로 2시간 동안 뛰어야 한단다.

달리기를 습관화하려면 어떻게 해야 하나요?

달리기를 습관화하려면 매일 정해진 시간에 집 앞의 공원이나 한적한 곳에 나가서 10m만 달려보는 거야. 이렇게 며칠이든 몇 주를 계속해서 달리기 위해 밖에 나가는 것이 습관화되면, 달리는 거리를 조금씩 늘여 가면 된단다.

달리기가 습관화되면, 하루에 얼마나 달리면 되나요?

사람마다 다르겠지만, 대략 30분 정도가 적당하지. 거리로 따지면, 약 4~5km가 된단다.

그런데, 2014년 7월에 미국심장학회가 한 학술지에서 1마일(약 1.6km)을 달리는 게 10km 마라톤을 한 것과 마찬가지 효과가 있다고 발표하여 큰 흥미를 끌었단다. 1마일 달리기는 10~15분이라는 비교적 짧은 시간에 운동을 끝낼 수 있다는 장점이 있단다. 이후에 여기저기서 1마일 달리기의 효과에 대한 연구 결과가 쏟아져 나왔단다. 자세한 내용은 인터넷에서 '1마일 달리기'로 검색해 봐.

달리기하기 전에 어떤 준비를 해야 하나요?

달리기할 때 준비 사항은 다음과 같단다.

· 자외선으로부터 눈의 수정체와 망막을 보호하기 위해, 날씨가 맑거나 흐리거나 선글라스는 항상 착용한다. 흐린 날에도 자외선은 구름을 통과하기 때문이다.

· 햇볕이 비치는 날에는 피부 보호를 위해 모자를 쓴다.

· 출발 전 물을 천천히 한 컵을 마시고, 소변을 보고 출발한다. 물을 마시고 달리면, 달리면서 갈증이 나지 않는다.

· 날씨가 영하 10도 이하로 추울 때는 실내에서 충분히 준비운동을 하여, 몸에 열이 나도록 해야 한다.

· 0도 이하의 추운 날씨나 섭씨 25도 이상의 더운 날씨에는 실내의 러닝머신에서 뛴다.

· 온도가 낮은 날이나 바람 부는 날에는 장갑을 끼고 달리는 것이 좋다. 손은 신체의 말단 부위로, 온도가 떨어지기 쉽기 때문이다.

추운 날에는, 달리기 전에는 춥지만, 달리면 더운 데, 이런 경우 어떤 옷차림이 좋은가요?

추위를 피하고자, 두꺼운 패딩을 입는 것보다는 바람막이나 모자가 달린 후드티를 입는 것이 낫다. 일반적으로 몸에서 나는 열의 대부분이 목과 머리를 통해 빠져나가는데, 모자가 달린 옷은 목과 머리에서 빠져나가는 열을 막아 주기 때문이야. 그리고 달리기를 하면서 더워지면 다음 단계를 거치면 되기 때문이야.

· 1단계: 모자를 벗고 달린다.

· 2단계: 앞 지퍼를 열고 달린다.

·3단계: 옷을 벗어 허리에 매고 달린다.

요약하면, **따뜻한 날에는 선글라스와 모자, 추운 날에는 선글라스와 장갑을 끼고, 후드티를 입는 것이 좋다.**

달리기 하는 요령이 있나요?

달리기를 할 때는 다음과 같이 하면 된단다.

· 처음 50~100m는 걸어간다. 처음에는 힘이 넘쳐나기 때문에 빠르게 뛰는 사람이 있는데, 이렇게 하면 빨리 지쳐서 나머지 뛰기가 힘들다.

· 다음 50~100m는 걷는 속도로 달린 후, 천천히 속도를 올린다.

· 절대로 무리해서 달리지 않는다.

· 숨은 코로 들이쉬고, 입으로 내뱉는다. 빠르게 달릴 때는 코와 입으로 숨을 들이쉬고 뱉는다.

· 몸은 수직으로 세우고, 눈은 멀리 보며, 팔은 자연스럽게 흔들고, 발은 뒤꿈치부터 먼저 닿게 한다.

· 땅이 울퉁불퉁해서 땅을 보고 달려야 한다면, 고개를 숙이지 말고 시선만 아래로 향한 채 달린다.

· 마지막 50~100m는 숨을 고르며 걸어간다.

터벅터벅 뛰면 관절에 무리가 갈 수 있고, 발을 끌듯이 달리면 돌부리에 걸려 넘어질 수 있단다. 참고로, 마라톤에서 두각을 나타내는 케냐나 에티오피아 선수들은 모두 앞발 착지를 한단다. 이런 사람들은 맨발로 생활하므로, 발뒤꿈치로 착지하면 관절에 충격이 갈 수 있기 때문이란다. 나도 달릴 때 발목이나 무릎에 충격이 덜 가는 앞발 착지를 한단다.

달리기를 계속하면 무릎이나 발목의 연골이 마모되어 관절이 나빠지지 않나요?

과학자들의 연구에 따르면, 정상적인 사람이 달리기를 계속하면 관절에 산소나 혈액이 충분히 공급되어 연골이나 근육이 더욱 발달해 관절이 더욱 좋아진단다. 실제로 **달리기를 하는 사람은 걷는 사람에 비해 관절염이 훨씬 적단다.** 따라서 무릎이 정상적일 때부터 달리기를 해서 관절을 튼튼히 하면, 나이가 들어서 발목이나 무릎 관절로 고생하지 않는단다. 운동을 하지 않으면서도 '다른 사람은 몰라도 나는 이런 관절염에 안 걸린다'고 생각하는 사람들이 있는데, 이런 사람들은 '나는 바보다'라고 이야기하는 것과 다름이 없단다. 물론 나도 예전에 그랬단다.

이미 무릎이나 발목 관절이 안 좋아 달리기를 할 수 없다면 어떻게 하나요?

무릎이나 발목 관절이 좋지 않거나 허리 디스크가 있는 사람은 달리기를 하지 않는 것이 좋단다. 관절이나 허리에 무리를 주기 때문이지. 특히 나이 들면 대부분이 퇴행성관절염에 걸려 고생하는데, 이런 사람에게는 달리기가 좋지 않단다. 그리고 비만인 사람들도 달리기를 하면 관절에 무리를 줄 수 있단다. 이런 사람은 앞에서 이야기한 다이어트로 살을 뺀 후 달리기를 하면 좋겠지. 발목이나 무릎 관절이 아주 나쁘면 수영을 하는 것이 좋은데, 많이 나쁘지 않으면 날리기 대신 빠르게 걷기를 하는 것도 좋은 방법이란다. 또한, 운동을 처음 시작하는 사람이나 노약자는 걷기 운동을 하는 게 낫단다.

의사들의 말에 따르면, **고혈압이나 당뇨를 예방하기 위해서는, 달리기보다 빠르게 걷기가 더 낫다고** 한단다. 빠르게 걷기는 심장에 부담을 주지 않고, 달리기를 할 때 발생할 수 있는 무릎, 발목 등의 부상 위험도 거의 없단다. 따라서 **무릎이나 발목의 관절이 나쁘다면 빠르게 걷기를 추천**한다.

발을 빠르게 움직이면 이에 비례해서 팔도 빠르게 움직이는데, 반대로 팔을 빠르게 움직여도 발이 빠르게 움직인단다. 따라서 빠르게 걷기 위해서는 발보다 팔을 빠르게 움직이는 것도 좋은 방법이란다. 또, 빠르게 걷기 위해서는 달릴 때처럼 팔을 굽히고 걸으면 쉽단다. 팔을 굽히면 팔의 무게 중심이 어깨에 가까워서 팔의 왕복 주기를 빠르게 할 수 있기 때문이란다.

참고로, 보통 성인은 10분에 약 1,000 걸음 정도를 걷고, 한 시간에

약 6,000걸음을 걷는단다. 또, 걷는 거리는 시간당 4km(10리), 달리기는 8km(20리) 정도인데, **빠르게 걷기**는 6km(15리) 정도로, 걸으면서 숨이 약간 차거나 땀이 약간 나게 걷는 거란다.

빠르게 걷기를 하는 데도 방법이 있나요?

가장 바람직한 걷기 방법은 **마사이족 워킹**이란다. 마사이족은 아프리카 동부 케냐와 탄자니아 경계의 초원에 거주하는 주민으로, 농업은 하지 않고, 소나 양을 키워 주로 육식을 한단다. 육식을 하는데도 불구하고, 서구 사회에 만연한 고혈압이나 당뇨병, 심장 질환이 전혀 없어서, 여러 학자들이 마사이족의 생활을 연구한 결과, 마사이족의 워킹 방법에 그 원인이 있다고 결론을 내렸단다.(개인적인 생각으로는, 워킹 방법도 중요하지만 마사이족들이 하루에 5시간 이상, 많이 걷기 때문에 건강하다고 본다.)

마사이족의 워킹 방법은 몸을 꼿꼿이 세우고, 시야를 멀리 보며, 발뒤꿈치로 시작하여, 발 중앙, 발 앞꿈치 순서로 땅에 닿는 방식으로 걷는단다. 이렇게 걷는 마사이족은 하루 3만 보 이상을 걷는 데도 불구하고 피곤함이나 관절염이 없고, 척추 주변의 근육이 단단해져 요통이나 허리 디스크가 전혀 없단다. 나의 경우, 그냥 걷는 것보다 마사이워킹 방법으로 걸으면 아무리 많이 걸어도 발목 관절이 아프지 않은 사실은 발견했단다.

KBS 프로그램인 《생로병사의 비밀: 보폭 10cm 더 넓혀 걷기》를 보면, 기존 보폭보다 10cm 넓혀 걷는 것만으로도 신체기능을 강화하면서 인지기능까지 활성화할 수 있다고 한다. 그런데 보폭을 10cm 넓혀 걸으면 자연적으로 마사이 워킹과 유사하게 된단다. 보폭이 좁으면 발 전체가 한 번에 땅에 닿는 데 비해, 보폭을 10cm 넓혀 걸으면 자연적으로 발뒤꿈치부터 땅에 닿게 되기 때문이란다.

나이가 들면 보폭이 섬차 짧아진단다. 따라서 보폭이 노화의 척도가 된단다. 특히 알츠하이머성 치매에 걸리면 보폭이 아주 짧아져서, 의사들은 보폭만 보고도 치매를 판별할 수 있다고 한다. 그래서 젊었을 때부터 보폭을 크게 해서 걸으면 빨지 늙지 않는다고 주장하는 의사도 있단다.

걸을 때도 바른 자세가 있나요?

그래, 걸을 때 엉덩이 근육에 힘을 주며 항문을 조이면 자연스레 아랫배에 힘이 들어가고 허리가 저절로 바르게 되는 자세가 된단다. 즉, 엉덩이 항문을 조이며 아랫배에 약간 힘을 주고 걸으면 엉덩이와 복부 근육이 강화되어, 요통을 예방하거나 완화하는데 도움이 된단다. 상체의 자세 또한 중요한데 등 한가운데로 날개뼈를 모아준다는 느낌으로 상체를 유지하면 가슴이 펴지고 바른 자세를 유지할 수 있단다.

실제로 항문 조이기와 날개뼈 모으기를 한 달간 실천해서 무너진 건강을 되찾았다는 사람도 있단다. 하지만 처음에는 바른 자세로 걷기보다 그냥 걷는데 초점을 맞는 것이 좋단다. 나중에 걷기가 습관화된다면 바른 자세로 걷도록 해라.

달리기의 부작용은 없나요?

가장 큰 부작용은 운동 중독이다. 뇌가 한번 엔도르핀 맛을 보면 자기 몸이 망가지는 것에 아랑곳하지 않고 무리하게 운동하게 만든단다. 달리기에 중독된 사람들이 무리하게 달리다가 관절이 망가지거나, 인대가 손상되거나 근육이 파열되는 것을 본 적이 있단다. 실제로 인터넷에서 '달리기를 한 것이 자신의 인생에서 가장 잘못된 선택이었다'는 사람을 보았지. 달리기 중독에 빠져, 너무 무리하게 많이 달려 결국 무릎 관절이 망가졌기 때문이란다. 직업으로 하는 운동선수들도, 자신의 한계치를 뛰어넘는 무리한 운동으로 몸이 망가지는 경우가 많단다. 따라서 운동량을 스스로 잘 조절하는 것이 중요하단다.

달리기가 습관화되면 달리기 중독에 빠지게 되겠네요.

그래. 나도 처음에는 오후나 저녁에 달리기를 했는데, 지금은 아침에 일어나면 달리기로 인해 마음이 설레기 때문에 매일 새벽에 달린단다. 안중근 의사는 "하루라도 책을 읽지 않으면 입안에 가시가 돋는다."고 했는데, 나는 "하루라도 뛰지 않으면 입안에 가시가 돋는다."고 말하고 싶단다. 내가 중학교 때, 동네 친구가 운동을 하자고 해서 새벽에 일어나 며칠 등산을 하다가

호지부지된 적이 있는데, 이후 처음으로 새벽 운동을, 그것도 내가 하고 싶어서 하게 되었다는 사실은, 달리기에 중독이 되었다는 이야기 외에는 달리 설명할 수 없겠지.

'아침 달리기는 자살행위나 다름없다'고 주장하는 의사도 있는데, 왜 그런가요?

아침에 일어나면 교감신경이 활성화되면서 혈압이 올라가는데, 혈압이 오른 상태에서 달리기를 하면 혈압이 더욱 올라가서 뇌에 혈관이 터져 심하면 사망할 수 있단다. 특히 겨울에 추울 때는 혈관이 수축되기 때문에 혈압이 더욱 올라간단다. 따라서 아침 달리기를 하려면 충분한 준비 운동을 하고, 전날보다 급격히 온도가 내려가는 날에는 달리기를 하지 않는 것이 좋단다. 그런데 의사의 이야기는 혈관이 튼튼한 젊은 사람에게는 해당되지 않는단다.

더운 여름이나 추운 겨울에는 달리기가 힘들지 않나요?

그래. 더운 여름에 달리면 땀이 너무 많이 나고, 추운 겨울에는 너무 추워 두꺼운 패딩을 입고 달리면, 마찬가지로 몸이 흠뻑 젖는단다. 이럴 때는 달리기 대신 걷기를 하는 것이 좋다고 생각한다. 나의 경우는, 달리다 걷기 반복하기, 최대로 빠르게 걷기, 최대로 보폭을 넓혀 걷기, 팔을 최대로 벌린 후 손뼉 치며 걷기,

상체를 좌우로 비틀며 걷기, 다리가 앞으로 갈 때 팔도 앞으로 가게 걷기, 두 스텝 걷기 등등 여러 가지 방법으로 걷는데, 이렇게 걸으면 재미있을뿐더러 더위나 추위도 잊고, 운동 효과도 크단다.

현재 하루 동안 어떤 운동을 하나요?

나의 경우, 아침에 일어나면 먼저 30분 정도 달린단다. 그리고 회사 출퇴근은 지하철로 하는데, 반드시 계단을 이용한단다. 지하철을 기다리는 동안에는 가만히 서있지 않고 계속 왔다 갔다 한단다. 회사에서도 최소 한 시간에 한 번은 일어나 왔다 갔다 하거나 스트레칭을 해준다. 나는 스마트 워치를 차고 다니는데, 1시간마다 운동을 하라는 알람(진동)을 울려주는 기능을 이용하기도 하지. 점심시간에는 점심을 먹고 회사 주변에서 30분 정도 걷기를 한단다. 이렇게 해서 하루 동안 대략 12,000 걸음 정도를 걷게 된단다.

퇴근 후, 저녁을 먹고 TV를 보면서 광고가 나올 때마다 플랭크, 스쿼트, 런지, 팔굽혀펴기 등 근력 운동을 틈틈이 한단다. 지금은 이것이 습관화되어 TV에서 광고가 나오면 나도 모르게 자리에서 벌떡 일어난단다. 그리고 이렇게 저녁 식사 후 하는 근력 운동은 밤에 잠이 깊게 들게 하는 수면제 역할을 한단다. 저녁 운동을 하지 못하는 날에는, 확실히 잠드는 시간이 길어지고 밤에 깨더라도 다시 잠드는 시간이 길어진단다. 휴일에도 평일과 똑같이 하는데,

낮에는 등산이나 걷기를 한두 시간 정도 한단다.

운동이 습관화되어 일상생활이 되었네요. 나도 내일부터 운동을 할게요.

그래. 하지만 처음부터 무리하게 하지 말고, 아주 작은 것부터 꾸준히 해라. 어떤 사람들은 며칠 동안 운동을 해보고 건강이 별로 좋아지지 않는다고 운동을 하지 않는 사람이 있는데, 운동은 공부와 비슷하단다. 며칠 동안 공부했다고 성적이 올라가지 않듯이 며칠 동안 운동했다고 건강이 나아지지 않는단다. 매일 꾸준히 공부하면 성적이 올라가듯이, 매일 꾸준히 운동하면 건강도 좋아진단다.

부록

1. 건강을 위한 식습관

식습관에 대해 몇 가지 궁금했던 것을 질문해 볼게요. TV에 나오는 건강 프로그램을 보면, 먹는 것만 잘 먹어도 건강해질 것 같은 느낌이 드는데, 정말 그런가요?

건강에 좋은 음식을 아무리 잘 먹어도, 운동하지 않으면 소용없단다. 극단적으로 말해서, 매일 정크푸드를 먹으면서 운동하는 사람과, 매일 보약을 먹으면서 운동 안 하는 사람 중 누가 건강하겠니? '운동은 고통스럽다'고 생각하는 사람은 먹는 것으로 건강해지려는 심리가 있단다. 특히 육체노동을 천대하는 우리나라 문화에서는 육체 운동을 하지 않고, 먹는 것만으로 건강해지려는 생각이 강하단다. 이런 문화에서 탄생한 것이 보약 문화지. 하지만 앞에서도 말했지만, 일 년에 한두 번 밖에 고기를 먹지 못했던 시절에는 잘 먹기만 해도 건강했단다. 따라서 이런 보신이나 보약 문화가 발달하였을 거라고 추측한다. 그런데 지금은 먹는 것은 충분한데, 움직이지 않아 건강하지 못한 것이다.

우리나라 TV 홈쇼핑에서 건강식품 판매하는 사람들의 이야기를 들으면 불로장생할 것 같은 느낌이 들지 않니? 홍삼, 폴리코사놀, 콜라겐, 로얄젤리, 루테인, 크릴오일, 노니, 흑마늘, 무즙, 양파즙, 프로바이오틱스, 클로렐라, 녹차, 브라질너트, 새싹보리, 종합비타민, 엽산, 키토산, 구연산, 스쿠알렌, 알로에, 목이버섯, 영지버섯, 귀리 식이섬유, 매실 추출물, 은행잎 추출물, 백수오, 보스웰리아 등 매년 끝없이 새로운 건강식품을 팔고 있는데, 만약 이 중 하나라도 효과가 있다면, 매년 새로운 상품이 나올 이유가 없지 않을까? 사실, 나는 이런 류의 상품을 먹어봤지만 실제로 효과를 몸으로 느껴 본 적이 없단다. 내가 아는 한분은 '달리기가 보약보다 낫다'는 말을 항상 하는데, 실제로 인삼이나 보약 한 첩 먹는 것보다 달리기 한 번 뛰는 것이 훨씬 건강에 좋단다. 며칠 전에는 TV에서 건강을 위해 카약(에스키모들이 사용하던 배)을 취미로 하는 한의사를 보았는데, 이분은 "카약이 보약보다 건강에 좋다"고 하셨지.

저는 라면이나 밀가루 음식을 먹으면 배가 아프면서 설사하는데, 왜 그런가요?

빵이나 국수를 제조할 때 반죽이 끈끈하게 되는 성질을 가지는 물질이 있는데, 이 물질을 '글루텐(gluten)'이라고 한단다. 글루텐은 단백질의 일종으로 소화를 방해하고, 속도 더부룩하게 하면, 설사나 변비, 복부 통증을 유발하며, 심한 경우 아토피 피부염을 유발하기도 한다. 물론 모든 사람이 그런 건 아니고, 일부 사람들이 이 글루텐에 대해 민감하단다. 최근에는 글루텐에 민감한 사람을 위해 글루텐을 뺀 '글루텐프리(gluten free)' 식품들도 나오고 있지. 라면이나 밀가루 음식을 먹어 트러블이 생긴다면 가급적 먹지 않는 것이 좋겠지.

저는 우유를 마시면 배가 부글거리면서 설사하는데, 왜 그런가요?

대부분의 성인은 유당불내증이 있는데, 유당불내증은 우유 속에 있는 유당(lactose)을 분해하고 소화하지 못하여, 배가 부글부글 끓거나 설사를 일으켜 많은 양의 가스를 배출하는 것을 말한단다. 유럽이나 북미에서 사는 사람을 제외한 전 세계 인구의 70%가 어린 시절이 지난 후에는, 락타아제(lactase: 유당 분해 효소)를 몸속에서 만들지 못해 생기는 증상이지. 이런 사람들을 위해, 국내에서 유당을 제거한 유당분해 우유(락토프리 우유)가 출시되기도 하였다. 하지만 우유를 조금씩 먹으면서 양을 늘리거나 다른 음식과 함께 먹는다면, 몸속에 락타아제가 차츰 만들어져 유당불내증을 극복할 수 있단다.

술을 적당히 먹으면 건강하다고 하는 데 사실인가요?

술 마시면 얼굴이 붉어지고 맥박도 빨라진단다. 즉, 혈액의 흐름이 좋아진다는 이야기가 되지. 따라서 적당한 술은 건강에 좋은 것은 사실이란다. 그런데 운동을 습관화하면 운동 중독에 걸리듯, 술도 습관적으로 마시면 알코올 중독이 되어, 적당히 먹기가 힘들어진단다. 특히 술을 먹을 때의 분위기가 대부분 유쾌하고 즐겁기 때문에 적당히 먹는다는 것이 거의 불가능하단다. 그래서 '처음에서 사람이 술을 먹지만, 술에 조금 취하면 술이 술을 먹고, 마지막에는 술이 사람을 먹는다'는 말이 생겼단다. 결론적으로, 어쩔 수 없이 먹는 한두 잔 정도의 술을 제외하고는 술을 먹지 않는 것이 건강에 좋단다.

튀김이나 스낵과 같은 것을 먹으면, 배가 불러도 먹는 것을 멈출 수가 없는데 어떻게 하면 좋을까요?

조선 후기의 실학자 정약용이 1810년 전라도 강진 유배지에서 두 아들에게 훈계의 글을 지어 보냈는데, 글 속에서 '속이는 것은 모두 죄악이지만, 세상에 오직 하나 속일 것이 있으니 바로 자기 입이다.'라는 경구와 함께 다음과 같은 이야기를 하였단다.

"금년 여름 내가 다산(茶山)에 있을 때 하루는 상추로 쌈을 싸서 먹고 있었다. 마침 곁에서 보던 손님이 '쌈을 싸서 먹는 것이 상추를 절여 먹는 것과 차이가 있습니까?'라고 묻기에, '이것은 나의 입을 속이는 방법일세.'라고 대답하였다."

우리가 하는 요리는 모두 우리 입을 속이는 거란다. 입을 속이는 방법은 여러 가지 맛을 결합하는 것이지.

보통 자연에서 구할 수 있는 음식은 대부분 단맛, 감칠맛(MSG 맛), 기름맛, 짠맛 중 하나만 있는데, 요리가 발달하면서 이런 맛을 조합하여 새로운 맛을 만들게 되었던 거야. 아주 간단한 예로, 구운 소고기와 소금을 따로 먹으면 둘 다 맛이 없지만, 구운 소고기에 소금을 뿌려 먹으면 맛있단다. 또, 닭고기는 구워 먹어도 맛있지만 여기에 밀가루와 양념을 추가하여 튀김옷을 입힌 튀김 닭을 만들면 더욱 맛있어지지. 우리가 좋아하는 단짠맛도 마찬가지란다. 단맛만 나는 음식(설탕)이나 짠맛만 나는 음식(소금)을 먹으면 그리 많이 먹지 못하지만, 이 두 가지가 합쳐진 단짠맛은 과식을 부르는 맛이란다.

문제는 이렇게 맛있는 음식을 먹다 보니 아무리 배가 불러도 계속 먹게 되는데 결국 과식으로 인해 비만, 고혈압, 당뇨, 뇌경색, 동맥경화 등이 생기게 되었단다.

문명이 발달하기 전에는 자연에서 구할 수 있는 음식을 대부분 요리하지 않고 그대로 먹었단다. 아프리카 오지나 태평양 섬에 사는 원시 부족은 짐승이나 물고기를 잡으면 아직도 그냥 구워 먹고 있단다. 우리의 먼 조상도 이와 크게 다르지 않았지. 인간을 비롯한 동물들은, 요리하지 않은 음식은 필요 이상을 먹지 않도록 유전자에 각인되어 있단다. 따라서 야생에서 사는 사람과

동물들은 비만이 없단다.

문제의 근원은 인간의 입을 속이는 요리에 있네요. 문명이 발달하면서 요리도 발달하고, 요리를 해서 만든 음식이 맛있기 때문에 과식하게 되고, 과식으로 인해 건강이 나빠진다는 것이네요.

그래. 햄버거나 피자, 라면 등 인스턴트식품이 건강에 나쁘다고 말하는데, 이런 인스턴트식품이 건강에 나쁜 것만은 결코 아니란다. 잘 모르는 사람들은 이런 음식에 독이라도 들어 있는 것처럼 생각하는데, 만약 독이나 몸에 나쁜 성분이 들어있다면 지금쯤 미국의 FDA나 우리나라 식품의약품안전처에서 판매를 금지했겠지.

인터넷에서 제가 본 바로는, 이런 인스턴트식품에는 필요한 영양소가 결핍되어 있어서 건강에 나쁘다고 이야기하더군요.

만약 비타민이나 미네랄이 부족하다면, 햄버거를 먹고 난 후, 미네랄이 들어있는 종합비타민제 한 알만 먹으면 건강해진다는 이야기가 성립된다. 그렇다면, 햄버거를 만들 때 원가가 100원 정도 하는 종합비타민제를 갈아서 햄버거 안에 넣어주면 이런 문제도 해결되겠지. 그런데 그렇게 하지 않는 것을 보면 필요한 영양소가 결핍되어 있어서 건강에 나쁜 것도 아니란다. 필요한 영양소가 결핍되었다는 이야기는 오래전에 나온 이야기인데, 이것 때문에, 햄버거에 야채를 넣기 시작했단다. 그래서 **햄버거가**

지금은 완전식품이 된 것이지.

완전식품이란 무엇인가요?

완전식품이란 인간에게 필요한 영양소 모두를 섭취할 수 있는 식품이란다. 달걀과 우유가 대표적인 완전식품이지. 예를 들어, 아기들은 우유만 먹어도 건강에 문제없이 잘 자란단다.

햄버거나 라면에 방부제가 들어 있어서 나쁘다는 이야기도 있던데요.

나도 식품에 들어가는 방부제나 식용 색소 등이 건강에 좋지 않다는 이야기를 많이 보았지. 그런데 허가된 방부제나 식용 색소는 많은 실험을 거쳐 인체에 유해하지 않은 범위 내에 사용하기 때문에 그다지 걱정하지 않아도 된단다.

그럼, 무엇 때문에 햄버거와 같은 인스턴트식품이 건강에 나쁘다고 하나요?

인스턴트식품이 건강에 나쁜 이유는 과식으로 인한 칼로리 과잉 섭취 때문이란다. 햄버거나 감자튀김과 같은 인스턴트식품은 배가 불러도 먹는 것을 멈출 수가 없어서 다 먹게 되지. M사의 감자튀김만 하더라고 약 360Kcal로, 밥 한 공기나 햇반(210g)의 300Kcal를 훌쩍 뛰어넘는단다. 햄버거의 경우 500~800Kcal 정도이고, B사의 더블와퍼는 약 930Kcal가 된단다. 콜라와 감자튀김이 포함된 세트 메뉴의 경우, 800~1,500Kcal이다. 여기에 애플파이나 아이스크림 등 디저트를 먹으면 몇백 칼로리가 더 추가된다. 간단히 말해 '한번 열면 멈출 수 없는 맛'이라고 선전하는 모 감자칩 회사의 광고 문구처럼, 인스턴트식품은 한번 먹기 시작하면 계속 먹도록 만든 식품이란다. 예를 들어, 햄버거 세트 하나를 시켰을 때, 칼로리가 많다고 해서 반만 먹고 나오는 사람은 거의 없지 않니?

더욱이 이런 인스턴트식품은 혈당을 빠르게 올리기 때문에, 배고픔을 빨리 느끼게 하여 다음에 더 많이 먹게 하는 요인이 된단다. 이렇게 계속 먹게 되면 결국 비만, 고혈압, 당뇨에 이르게 되지. 실제로 2004년에 개봉한 《슈퍼 사이즈 미(Super Size Me)》라는 영화에서, 영화감독인 모건 스펄록이, 인류의 건강을 위해 한 달간 M사의 햄버거만 먹는 실험을 했는데, 1주일 만에 몸무게가 5kg이나 늘었단다. 라면도 탄수화물과 단백질(MSG 맛)의 절묘한 조합으로 우리가 탄수화물을 과식하게 할 뿐만 아니라, 과식으로 인해 혈당을 빠르게 오르고, 빠르게 오른 혈당은 빠르게 떨어져 빨리 배고픔을 느끼게 한단다.

결국, 햄버거나 인스턴트식품 자체의 문제가 아니라, 너무 맛있어서 과식하는 것이 문제라는 이야기네요.

그렇지. 햄버거만 먹고 1주일 만에 체중이 5kg이나 늘어났는데, 햄버거 크기를 동전만 하게 만들어 1주일 먹어도 몸무게가 5kg

늘어날까? 동전만 한 햄버거를 한 달만 계속 먹으면 아마도 영양실조로 사망할 수도 있을 거야. 그러면 '햄버거를 한 달간 먹으면 영양실조에 걸려 죽는다'고 말할 거니? 결국 그 사람이 먹은 햄버거는 적정량을 넘었기 때문에 몸무게가 늘어난 거란다. 그리고 몸무게가 늘어남으로써 여러 가지 병이 유발된 것일 뿐이고.

건강 문제의 위험성을 증가시키는 5가지 위험 요소들(고혈압, 고혈당, 고중성지방, 저HDL콜레스테롤, 복부비만) 중 3가지 이상을 가지고 있으면 '대사증후군'이라 하는데, 한 연구에 따르면 대사증후군 유병률은 저체중에서 1.4%, 정상 체중에서 9.8%, 과체중에서 24.2%, 비만에서 53.0%, 고도비만에서 77.0%를 기록했다고 한다. 즉, 적게 먹고 살만 빼도 건강해진다는 이야기가 되겠지. 그런데 햄버거나 인스턴트식품을 먹으면 과식하여 비만으로 발전하는 문제란다.

그럼, 햄버거만 먹어도 적정량만 먹으면 건강에 나쁘지 않다는 말인가요?

그래. 인터넷에서 '고스키 햄버거'로 검색을 한번 해보렴. 미국에 사는 돈 고스키(Don Gorske)라는 사람은 1972년 운전면허증 취득을 기념해 M사의 빅맥을 처음 맛본 후, 2016년 8월에는 2만 8,788번째 빅맥을 먹어 기네스 '빅맥 소비' 부문에서 세계 신기록을 세웠단다. 2022년에는 기네스 홈페이지에는 '50년간 매일 빅맥을 먹는 남자'라는 기록이 소개되기도 했지. 2022년에는 32,943개를 먹었고 일평균 빅맥 2개를 먹었으며, 끼니의 90%를 빅맥으로 해결하였는데, 현재 60대인 고스키는 건강 검진에서 혈압과 콜레스테롤 수치가 정상으로 나왔단다. 이 사람이 햄버거를 먹는 모습을 TV에서 본 적이 있는데, 빅맥을 먹을 때 감자튀김은 먹지 않고 오직 햄버거 1개와 콜라 1잔 외에는 아무것도 먹지 않는단다. 즉, 햄버거를 먹되 과식을 하지 않는단다. 그리고 매일 10km씩 꾸준히 걷는다고 한다.

또, 100일간 하루 세끼 M사의 햄버거만 먹은 미국 남자가, 몸무게는 107.9kg에서 81.4kg으로 줄였고, 중성지방과 나쁜 콜레스테롤(LDL)이 감소해 당뇨 수치가 개선된 예도 있단다. 이 사람은 별도의 운동도 하지 않았는데, 살을 뺀 비결은 햄버거를 매끼 절반만 먹었단다. 자세한 내용은 인터넷에서 '100일간 맥도날드'로 검색해 보렴. 사실 M사의 햄버거를 먹고 살을 뺐다는 이야기는 이전에도 있었단다. 2014년 미국 아이오와주의 한 고등학교 과학 교사는 90일간 햄버거만 먹고 17kg을 감량했는데, 하루 2,000칼로리에 맞춰 음식을 섭취했다고 한다.

비슷한 예로, 일본에서 세계 최초로 인스턴트 라면을 만든 **안도 모모후쿠**는 96세로 사망하는 날(2007년 1월 5일)까지 공개적으로 매일 인스턴트라면을 먹어 '인스턴트라면은 건강에 나쁘다.'는 이야기를 정면으로 반박하였단다.

우리나라에서도 비슷한 사례가 있단다. 40대 중반부터 장 질환으로 라면을 먹기 시작해서, 45년간 하루 세 끼 라면을 먹으면서도 건강하게 사시다가 지난 2020년 5월에 92세의 나이로 별세하신 한 할아버지가 계셨지. 라면으로 삼시세끼를 먹는다는 이야기를 들은 라면회사에서 평생 무료로 안성탕면을 제공하겠다고 해서, '**안성탕면 할아버지**'라는 별명을 얻기도 했단다.

건강에 좋지 않다는 라면의 가장 큰 문제는 라면스프에 있단다. 너도 알다시피, MSG를 주성분으로 하는 라면스프는 된장찌개든 김치찌개든 매운탕이든 어떤 요리에 넣어도 맛을 올려 줘서 일명 '마법의 가루'라고 부르지 않니? 라면의 경우, 이 마법의 가루 때문에 과식할 수밖에 없단다. 더욱이 라면은 기름에 튀겨 일반 국수보다 더 맛있기도 하지. 라면과 비슷한 것이 감자튀김이란다. 삶은 감자만 먹으라고 하면 과식하지 않지만, 감자를 기름에 튀겨서 케첩에 찍어 먹으면 멈추지 못하고 계속 먹게 되지.

요약하면, 햄버거나 라면과 같은 인스턴트식품은 가까이 하지 않는 것이 좋단다.

앞에서 말한 세 사람은 평생 햄버거와 라면을 먹고도 건강했다는 데, 왜 가까이 하지 말라는 거죠?

그 세 사람은 아주 특별한 능력을 가졌기 때문이지.

특별한 능력이란 햄버거나 라면을 먹고도 살을 찌지 않는 특이한 체질이라는 거예요?

아니. 그 세 사람은 햄버거나 라면과 같이 너무나 맛있는 음식을 먹으면서도 과식하지 않는 능력을 가지고 있다는 거지. **일반인들은 맛있는 음식을 먹으면 반드시 과식하게 되지.** 그래서 일반인들은 햄버거나 라면만 먹으면서 건강하게 오래 살기가 거의 불가능하단다. 하지만 그 세 사람이 불가능한 것을 가능하게 만들었기 때문에 뉴스나 인터넷에 오를 수 있었던 거야.

다시 한번 강조하지만, 많은 사람이 인스턴트식품에 많은 문제가 있다고 지적하는데, 정작 네가 걱정해야 할 것은 이런 종류의 문제가 아니라, 칼로리 과잉이란다. 방부제나 식용 색소가 문제를 일으킨다 하더라도, 칼로리 과잉으로 인해 발생하는 문제에 비하면 아주 미미하지. 실제로, 햄버거나 인스턴트식품을 많이 먹어 비만으로 건강이 나빠졌다는 뉴스는 수없이 보았지만, 식품 첨가물이나 방부제 때문에 병에 걸렸다는 뉴스는 한 번도 본 적이 없단다. 혹시라도 이런 병을 안다면 병명을 알려 주렴. 그런 주장을 하는 사람에게 다음과 같은 질문을 하면 어떻게 대답할지 궁금하단다.

"방부제나 식용 색소와 같은 유해 물질을 넣지 않고, 유기농 재료로 햄버거를 만들어 먹으면 건강에 좋을까요?"

이 질문에 대한 정답은 다음과 같다.

"유기농 햄버거든 아니든, 과식은 건강에 나쁘고 소식은 건강에 좋다."

요약하면, 인스턴트식품은 아무런 죄가 없단다. 다시 말해, 인스턴드식품에 특별히 몸에 나쁜 것이 들어간 것은 없단다. 군이 나쁜 점을 든다면, 너무 맛있게 만든 죄 밖에 없단다. 인스턴트식품에 노출된 사람들은 이런 치명적인 맛의 유혹에 빠져 결국 비만으로 가게 된다.

결국 인스턴트식품을 멀리하라는 이야기네요.

그래. 가급적 햄버거나 피자를 멀리하고, 마트에 가더라도 과자나 라면 코너에 들리지 않는 것이 좋겠지. 특히 '한 번 열면 멈출 수 없는 맛'을 가졌다고 생각하는 과자나 음식을 절대로 사지 않는 것이 좋단다. 하지만 먹는 것이 행복감을 얻을 수 있는 가장 손쉬운 방법이기 때문에, 행복을 위해 맛있는 음식을 포기할 순 없지. 그렇다면, 가급적 이런 음식들을 피하되, 가끔 먹고 열심히 운동하는 것이 가장 좋겠지. 즉, 먹은 것보다 운동으로 더 많은 칼로리만 소비하면 된단다.

라면이나 짜장면이 맛있는 이유가 MSG 때문인데, MSG는 몸에 나쁜 것

아닌가요?

 MSG는 글루타민산나트륨(Monosodium Glutamate)이라고도 하는데, 글루타민산나트륨은 글루타민산(Glutamate)과 나트륨(Sodium) 하나(Mono)가 결합한 물질이란다. 이중 글루타민산은 단백질을 구성하는 기본 단위인 아미노산 일종으로, 우유, 토마토, 치즈, 고기, 콩 등 감칠맛이 나는 모든 식품에 들어있단다.

 아기가 태어나면 맨 먼저 모유를 먹는데, 모유에도 글루타민산이 들어 있지. 포도당(단당류)이 탄수화물의 기본 단위이듯이, 글루타민산은 단백질의 기본 단위란다. 몸 안에 들어간 글루타민산은 단백질을 만드는 원료가 되고, 남은 글루타민산은 에너지로 쓰이거나 지방으로 축적된단다. 따라서 MSG는 네가 생각하듯이 나쁜 것이 아니라 오히려 몸에 좋은 것이란다.

 재미있는 사실은, 요리하면서 감칠맛을 끌어 올리려고 하는데, 감칠맛이 많이 나는 음식일수록 MSG가 많단다. '다시마나 굴소스에 MSG가 들어 있다'는 사실을 모르는 사람은, MSG는 나쁘지만 다시마나 굴소스는 좋다고 믿는단다.

그렇다면 MSG가 몸에 나쁘다는 말은 왜 나온 건가요?

 이야기의 발단은, 1968년 중국 음식을 먹고 목뒤와 등, 팔이

마비되는 듯한 증상을 느꼈다는 사람이 한 의학 학술지에 편지를 보내면서 시작되었지. 중국 음식을 먹고 나서 느낀 이런 증상을 '중국 식당 증후군(Chinese Restaurant Syndrome)'이라고 하는데, 중국 음식에는 미국 음식과 달리 MSG가 들어가기 때문에 MSG가 원인이라고 생각하게 되었지. 하지만, 이후 이를 검증하기 위한 후속 연구에서는 MSG가 중국 식당 증후군을 유발한다는 증거를 찾을 수 없었단다.

MSG는 화학조미료라던데, 천연조미료에 비해 나쁜 것 아닌가요?

MSG를 만드는 원료는 사탕수수이고, 이 사탕수수에서 불순물을 제거하면 설탕이 되고, 발효하면 MSG가 된단다. 원료도 자연에서 나온 재료이고, 발효도 자연으로 이루어지기 때문에 MSG도 사실 천연조미료란다.

그럼 왜 MSG를 화학조미료라고 하나요?

MSG를 화학조미료라고 광고한 회사는 MGS 조미료를 처음 만든 일본의 아지노모토(味の素: Ajinomoto)라는 회사란다. 이 회사가 설립된 20세기 초에는 화학 혁명의 절정기를 이루던 때였지. 당시 화학비료가 처음 나와 농산물 생산을 크게 향상시켰단다. 학자들의 연구에 따르면 화학비료가 나오지 않았다면 지구의 인구는 20억을 넘지 못한다고 하는데, 화학비료 덕분에 지금 80억 인구가 먹고 살 수 있게 되었단다. 또, '석탄과 물과 공기로 만들며,

거미줄보다 가늘고 강철보다 강한 섬유'라고 광고하였던 나일론도 이때 처음 나와 인간의 옷을 만드는데 엄청난 기여를 하였지. 지금, 인터넷이나 모바일 기술이 최첨단 기술로 모든 분야의 혁명을 일으켰듯이, 당시에는 화학 기술이 최첨단 기술로 모든 분야에 혁명을 일으켰단다. 즉, 화학이라는 단어가 뭔가 새로운 것을 마술처럼 만들어낸다고 생각하였단다.

이런 시류에 편승하여 아지노모토는 자신들이 만든 조미료에 화학이란 말을 붙여 화학조미료라는 말을 만들었단다. 1960년대까지만 하더라도 서울대학교에서 의대나 법대보다 화학과 들어가기가 더 힘들었다는 것만 봐도 화학의 인기가 얼마나 높았는지 알 수 있단다.

결국 MSG는 나쁜 것이 아니네요.

그래. MSG를 이용하면 아주 저렴하게 맛있는 음식을 만들 수 있을 뿐만 아니라, 우리 몸에도 아주 좋단다. 굳이 **MSG가 죄가 있다면, 라면이나 짜장면을 너무 맛있게 만든 죄** 밖에 없단다. 너무 맛있기 때문에 과식하게 되고, 결국 비만으로 이어지게 한단다.

지난번 건강 검진에서 의사 선생님이 비만이라고 과일을 먹지 말라 했는데, 과일은 건강식품이 아닌가요?

대부분의 사람은 과일을 건강식품으로 알고 있는데, 이는 사실과 다르단다. **과일에는 과당이 들어 있어서, 채소보다는 사탕에 가깝지.** 비싼 과일일수록 맛있고, 맛있는 과일일수록 당도가 높단다. 다시 말해, '과일이 맛있다'는 '과일이 달다''와 거의 같은 말이지. 특히 요즘 과일은 유전자 기술의 발전으로 품종을 개량해서, 예전과는 달리 당도가 엄청나게 높아져 사탕과 거의 다를 바가 없단다. 득히, 과당은 간에서 중성지방으로 변환되이 체내 지방을 늘리고, 피부와 동맥의 주된 결합조직인 콜라겐과 결합해 노화를 촉진하고, 장내 유해균을 늘려 몸에 손상을 입힌단다. 살을 빼고 노화를 늦추려면 과일이 건강한 음식이라는 고정 관념을 바꿀 필요가 있단다. 특히, 섬유질을 제거한 과일 주스는 과일보다 건강에 더욱 나쁘단다.

과당이 천연 과당이라서 문제가 없다는 사람이 있는데, **천연 과당도 결국 과당**이란다. TV에서 소개하는 맛집을 보면, 종종 설탕을 넣지 않고 배나 곶감 등 과일로 단맛을 낸다고 하는데, 이런 과당이나 설탕이나 모두 똑같단다.

과당과 설탕이 똑같다고요? 설탕은 천연식품이 아니잖아요?

대부분의 사람은 MSG가 화학조미료라고 잘못 알고 있듯이, 설탕도 화학적인 공정을 거쳐 만든 것이라고 잘못 알고 있단다. **설탕은 사탕수수에서 짜낸 즙에서, 우리 몸에 해로운 불순물을 걸러내어 만든 천연식품**이란다. 다만 이런 과정을 대량으로 하다 보니 공장에서 하게 되고, 공장에서 하다 보니 화학적이고 인공적인 것처럼 보일 뿐이란다. 또, 어떤 사람은 설탕에는 건강에 나쁜 성분이 들어있다고 생각하는데, 전혀 그렇지 않단다.

설탕은 소금과 마찬가지로 썩지 않기 때문에 방부제는 물론, 인공색소나 맛을 내기 위한 첨가물이 전혀 들어가지 않는단다. 그런데도 '설탕은 건강에 독이다'라는 누명을 쓰고 있는데, 정확하게 이야기하면 **설탕이 나쁜 것이 아니라, 설탕으로 인해 음식이 맛있어져 과식하는 것이 나쁘단다.**

또, 어떤 사람들은 설탕은 우리 몸에 나쁘고 꿀은 좋다고 하는데, 설탕이든 꿀이든 적당히 먹으면 몸에 좋지만, 과식하면 몸에 독이 된다는 것을 알아야 한다.

요리할 때 설탕 대신 매실청을 사용하는 것은 어떤가요?

매실청은 매실과 설탕을 1:1 비율로 넣어 만들었기 때문에, 매실청은 사실상 설탕과 다름이 없단다. 요리할 때 매실청을 넣는 사람은 매실청이 몸에 건강하다고 생각하는데, 자기기만일 뿐이지. 아이스크림을 먹으면 건강에 나쁘지만, 녹차 아이스크림을 먹으면 건강에 좋다고 생각하는 사람과 다르지 않단다. 매실청이든 녹차 아이스크림이든 둘 다 설탕이 들어가기 때문에, 결국 설탕을 넣었을 때와 똑같단다.

저는 콜라도 좋아하는데, 설탕으로 인한 칼로리 과잉 섭취가 문제라면제로 칼로리 콜라를 먹으면 괜찮겠네요.

맞기도 하고 틀리기도 하단다. 제로 칼로리 콜라에는 설탕 대신 사카린이나 사카린과 유사한 물질이 들어 있는데, **사카린은 1879년에 미국의 존스홉킨스대학에서 우연히 개발된 최초의 인공 감미료**이란다. 대표적인 천연 감미료인 설탕보다 단맛이 무려 300배나 강하지. 이런 사카린은 1960년대까지민 하더라도 단맛이 나는 모든 식품에 설탕 대신 들어갔단다. 하지만 1970년대 중반에 캐나다에서 사카린을 과도하게 섭취하면 방광암이 생길 수 있다는 실험 결과가 나와 사카린을 거의 먹지 않게 되었단다.

이후 다시 사카린이 인체에 무해하다는 연구 결과가 속속 나오면서 급기야 1993년 WHO(세계보건기구)는 '사카린이 인체에 안전하다'고 발표했고, 국제암연구소도 사카린을 발암물질 항목에서 제외하였단다. 또, 미국 FDA(미국 식품의약청)도 사카린에 대한 규제를 없앴고, 우리나라 식품의약처도 2016년부터 사카린에 대한 규제를 없앴단다. **사카린은 단맛만 내고 우리 몸에는 흡수되지 않기 때문에, 설탕보다 훨씬 건강한 식품이라는 것이 최근 학자들의 결론**이란다. 그래서 당뇨병 환자들은 설탕 대신에 **사카린을 먹도록 의사들이 권유한단다. 암을 유발한다는 오명을 20년 만에 벗어난 사카린이 건강식품으로 거듭 태어난 것을 '사카린의 역습'**이라고 부른단다.

그런데 여기에는 또 다른 반전이 있단다. 즉 '**사카린을 많이 먹는 사람이 살이 많이 찐다**'는 연구 결과란다. 설탕보다 단맛이 300배나 강한 사카린을 습관적으로 먹으면, 단맛이 우리 몸에 들어와도 혈당이 별로 올라가지 않기 때문에 우리 몸은 단맛에 대해 무감각해진단다. 이렇게 되면 사카린이 아닌 설탕과 같은 단맛이 들어와도 무감각해져서 더 많이 섭취하게 된단다. 이런 원인으로 사카린을 많이 섭취하는 사람이 살이 더 많이 찐다는 것이야.

설탕이든 사카린이든 단맛에 중독이 안 되는 것이 중요하네요. 그런데 소금(혹은 간장)은 우리 몸에서 꼭 필요하고 칼로리도 없는데, 왜 의사들은 짜지 않게 먹으라고 하나요?

예전에는 소금도 설탕처럼 구하기 힘들었다. 고대 로마에선 병사 월급을 소금(Salt)으로 지급했고, 여기에서 파생되어 월급이란 영어 단어가 Salary가 되었다는 이야기가 있지. 역사적으로 볼 때 소금은 매우 비쌌단다. 그런데 지금은 너무나 구하기 쉬워 과잉되었지. 더욱이 맛을 내기 위해 요리에 너무 과다하게 넣으면서 문제가 된단다. 소금을 많이 섭취하면 우리 몸의 도파민 수용체를 자극하여 뇌가 흥분상태가 되어 수면을 방해하고, 과식을 유발한단다. 더욱이 젓갈과 같이 짠 반찬을 먹으면 아무래도 탄수화물(밥)을 더 먹게 되어 결국 비만으로 가게 되지.

그래서 '**짜게 먹으면 살이 찐다**'는 이야기가 나온 거란다. 또,

짜게 먹으면 갈증을 유발하여 물을 많이 마시게 되고, 흡수된 물이 혈관으로 들어가 혈압도 높아진단다. 과유불급(지나친 것은 미치지 못한 것과 같다)이란 이야기가 설탕과 소금에 똑같이 적용되는 말이지.

그런데 소금은 우리 몸에서 어떤 역할을 하나요?

소금의 역할은 참 많지. 그중 가장 중요한 역할은, 뉴런(신경세포) 간의 전기적 신호를 전달하는 거란다. 소금(염화나트륨: NaCl)은 양이온인 나트륨(Na)과 음이온인 염소(Cl)로 분해되어 전기를 띠게 되고, 이런 전기가 뉴런 간의 전기적 신호를 전달한단다. 따라서 소금이 부족하면 뇌나 신경이 제 역할을 하지 못하게 되지. 결국 소금은 너무 많이 먹어도 문제이지만, 너무 적게 먹어도 문제가 된단다.

채식하면 건강하다고 하는데, 정말 그런가요?

유튜브에서 30년간 채식만 한 스님 이야기를 본 적이 있는데, 채식만 하면 건강하다는 것은 사실이 아니란다. **채식하더라도 탄수화물을 과다하게 섭취하면 비만이나 당뇨에 걸린단다.** 육식이든 채식이든 많이 먹으면 건강에 나쁜 것이고 적당히 먹으면 건강에 좋단다. 물론 육식보다는 채식이 맛없기 때문에 적게 먹게 되고, 적게 먹으면 건강에 좋아질 가능성이 큰 건 사실이지.

탄수화물, 단백질, 지방을 어떤 비율로 먹는 것이 좋나요?

일반적으로 탄수화물:단백질:지방의 비율이 5:3:2가 적당하단다. 그런데 우리나라는 상대적으로 탄수화물 섭취가 많고 지방, 단백질 섭취는 부족하단다. 만약, 자신이 비만이라고 생각한다면, 3:5:2로 탄수화물을 줄이고 단백질을 늘이는 것이 추천한다. 그리고 라면, 국수, 빵으로 식사한다면, 거의 10:0:0 이 되기 때문에 이런 음식은 가급적 먹지 않는 것이 좋단다.

참고로, 탄수화물은 뇌에 행복감을 주는 데 아주 중요한 요소지. 실제로 탄수화물을 갈구하는 것은 뇌에서 허전함이나 우울함을 느끼는 것과 연관돼 있다는 연구 결과도 있단다. 따라서 탄수화물을 먹지 않을 수는 없지. 그렇지만, 탄수화물만 먹어야 할 때는 달걀이나 치즈, 우유를 함께 먹어주면 좋단다.

예를 들어 빵을 먹을 때, 치즈를 빵에 올리고 우유를 함께 먹고, 라면을 먹을 때 우유와 치즈, 달걀을 넣어 먹으면 맛도 좋단다. 이렇게 먹으면, 혈당의 급속한 상승을 막을 수 있기 때문에 빨리 배가 고파지지 않는단다. 따라서 냉장고에는 우유, 치즈, 달걀을 항상 넣어 놓고 사는 것이 좋다. 주의할 점은 먹는 양이란다. 라면 1개를 먹는 것보다, 라면 1개에 우유, 치즈, 달걀 등을 넣어 먹으면 칼로리 섭취가 훨씬 높아지기 때문에, 건강에 더욱 나쁘단다. 하지만, 라면 반 개에 우유, 치즈, 달걀 등을 넣어 먹으면 칼로리는 비슷하지만 혈당이 천천히 올라간단다. 여기에 호박이나 당근과 같은 채소를 넣으면 더욱 좋겠지.

외식과 가공식품은 건강에 나쁘다고 이야기하는데, 그 이유가 뭔가요?

외식이나 가공식품을 만드는 사람은 세상에서 가장 맛있는 음식을 만드는 것이 목표란다. 맛이 있어야 많이 팔리기 때문이지. 음식이 맛있을수록 과식하기 쉽고, 과식하면 건강이 나빠지지. 음식 만드는 사람은 자신이 만든 음식이 건강을 해친다는 생각은 전혀 하지 않지. 불편한 진실은, 음식을 만들 때 적당량만 먹도록 윤리적인 식품을 만드는 사람은 아무도 없다는 사실이야.

외식이나 가공식품이 건강에 나쁜 이유가, 맛있어서 과식하기 때문이라는 이야긴가요?

그래. TV를 보면 수많은 맛집을 소개하지. 나도 그런 맛집에 여러 번 가보았단다. 이런 맛집에 가면 맛이 너무 좋아 배가 터지게 먹고 나오는데, 맛집에서 먹는 음식이 건강에 나쁜 이유는, 맛있게 만들어 과식하게 만드는 거야. 가공식품도 맛집과 마찬가지로 경쟁사보다 더 맛있게 만드는 것이 목표란다. 과식하지 않도록 맛없게 만드는 양심적인 가공식품은 세상에 하나도 없으니까. 나도 종종 요리를 하지만, 맛있게 만드는 방법은 아주 간단하다. 설탕(탄수화물), MSG(단백질), 지방, 소금 등을 많이 넣으면 맛있어지는데, 외식이나 가공식품에는 설탕, MSG, 지방, 소금이 많이 들어간단다.

앞에서 이야기했듯이, 이런 것은 우리 몸에 없으면 안 되는 필수 영양소란다. 진화론적인 관점에서 보면 맛있는 것일수록 우리 몸이 필요한 영양소란다. 문제는 현대 사회에 와서 이런 필요 영양소를 과잉섭취하기 때문에 건강에 나쁘단다.

집밥이 외식보다 건강에 좋다는 이야기는 왜 생긴 건가요?

대부분 사람은 집밥이 건강에 좋다고 믿고 있는데, 불편한 진실은 집밥이 맛이 없기 때문에 과식을 하지 않기 때문이란다. 집밥에도 외식이나 가공식품처럼 설탕, MSG, 지방, 소금이 많이 넣어서 맛있게 만들면 과식하게 되고, 그러면 집밥이라도 건강에 나쁘단다. 실제로, 스님처럼 채식만 해도 비만이나 당뇨에 걸리는 사람이 있듯이, 평생 외식 한 번 하지 않고 집밥만 먹는 사람(주로 노인층)도 비만이나 당뇨에 걸리는 사람이 주변에 많단다. 이런 사람들은 음식의 문제가 아니라 과식하기 때문이란다.

반대로, 평생 햄버거만 먹은 고스키나 매일 라면을 먹은 안도 모모후쿠나 안성탕면 할아버지처럼, 외식이나 가공식품도 적게만 먹으면 문제가 없단다. 예를 들어, 맛집에 가서 절반만 먹으면 음식에 들어 있는 설탕, MSG, 지방, 소금도 절반만 섭취하기 때문에 건강에 나쁘지 않겠지. 하지만 정상적인 사람이라면 이렇게 먹기란 불가능하지 않니? 그 이유는, 다시 한 번 반복해서 말하면, 이성은 본능을 이길 수 없기 때문이야.

제가 생각해도 맛있는 음식을 남기기란 쉽지 않을 것 같네요.

그래. 《백종원의 골목식당》이라는 TV 프로그램을 보면, 음식이 맛있는지 맛없는지를 판단하는 가장 손쉬운 방법이, 손님이 음식을 먹고 나서 남은 음식량으로 판단을 한다. 예를 들어, **하나도 남김없이 먹으면 음식이 맛있다는 증거이고, 남기는 양이 많을수록 맛없는 음식이라는 것이지.** 이 이야기를 뒤집어 놓으면, **맛없는 음식은 적게 먹고, 맛있는 음식은 많이 먹는다는 이야기가** 되지. 너무 당연한 이야기가 아니니? 너무 당연한 이야기를 다시 한번 강조하면, 맛없는 음식은 배고픔만 면하면 그만 먹게 되는데, 맛있는 음식은 배가 불러도 계속 먹어 과식하게 된단다.

살찌지 않으려면 규칙적으로 식사해야 한다고 하는데, 왜 그런가요?

규칙적으로 식사하지 않는 사람은 과식하기 때문이란다. 예를 들어, 평소 12시에 점심을 먹는 사람이 오후 1시나 2시에 먹게 되면 평소보다 배가 더 고파 밥을 더 먹게 된단다. 또 이렇게 과식하면, 인슐린이 더 많이 분비되고 따라서 빨리 배가 고파 온단다. 늦게 먹는 것도 문제지만, 일찍 먹는 것도 문제란다. 예를 들어, 한 시간 일찍 점심을 먹게 되면 저녁때 일찍 배가 고파오고, 결국 평소보다 저녁을 더 먹게 된단다. 결국 규칙적으로 먹지 않으면 필연적으로 과식을 하게 된단다.

저는 보통 10분 이내에 식사를 마치는데, 이렇게 빨리 식사를 하면 살이 찐다고 하는데, 왜 그런가요?

우리가 음식을 먹으면 몸속에서 '렙틴(leptin)'이라는 호르몬이 분비되는데, 이 호르몬이 배부름을 느끼게 해서 음식을 그만 먹게 한단다. 그런데 렙틴은 음식을 먹기 시작하면 바로 분비되는 것이 아니라 15분쯤 지나서 분비되기 시작한단다. 따라서 15분 내에는 아무리 많이 먹어도 배부름을 느끼지 못한단다. 이런 이유로, **급하게 먹는 사람은 과식할 가능성이 크단다.** 과식하면 당연히 살이 찌겠지.

잠을 충분히 자지 못해도 살이 찐다고 하는데, 왜 그런가요?

잠을 충분히 자지 못하면, 스트레스를 쉽게 받고, 스트레스를 받으면, 음식을 더 많이 먹어 몸 안에 지방을 비축하여 불안한 미래에 대비하려고 하는 습성 때문에 과식하게 되지. 실제로 수면이 부족하면, 렙틴 분비가 줄어들어 식욕이 증가한단다.

제 친구는 물만 먹어도 살이 찐다고 하는데, 왜 그런가요?

예전에 TV에서 의사 선생님이 그런 이야기를 듣고는 "절대 그럴 리가 없다. 만약 정말 그런 사람이 있다면 저에게 데려오라. 그 사람의 체질을 연구하면 노벨상 10개는 탈 수 있다. 왜냐하면, 물만 먹고 살찌는 원리만 찾아내면, 전 세계 80억 명의 식량문제를 일시에 해결할 수 있기 때문이다."

과학적으로 보면, 물로 에너지를 만들 수는 절대 없단다. 살찌는 사람은, 자신의 움직이는 데 필요한 에너지 이상으로 음식을 섭취하기 때문이란다. 그 친구가 살을 빼려면, 음식을 적게 먹거나, 더 많이 움직이는 방법 외에는 절대로 없단다. 많이 먹지 않는데도 살이 찐다는 사람들에게 좀 적게 먹으라고 충고하면, 공통적인 대답이 "이 정도 안 먹고 어떻게 사느냐?"란다. 나도 예전에 그랬지.

소식하면(적게 먹으면) 오래 산다고 하는데, 왜 그런가요?

학자들의 연구에 따르면, 적게 먹으면 면역력이 증가하고 염증을 억제한단다. 염증은, 앞에서도 말했듯이 비만과 깊은 관련이 있단다. 따라서 적게 먹으면 비만하지 않게 되니까 당연히 염증도 사라지겠지. 나의 경우 몸 전체에 만성 염증으로 고생했는데, 가장 좋은 치료법은 적게 먹고 운동하는 거란다. TV 프로를 보면 만성 염증에는 무가 좋다, 인삼이 좋다, 마늘이 좋다, 노니가 좋다, 양파가 좋다, 프로바이오틱스가 좋다고 하는데, 경험에 의하면 음식으로는 만성 염증을 근본적으로 치료할 수 없다고 본다. 다시 말해, 탄수화물을 많이 먹으면서 매일 무, 인삼, 마늘, 노니, 양파, 프로바이오틱스를 먹어도 만성 염증을 치료할 수 없다는 게 내 경험이지.

또 다른 연구에 따르면, 칼로리를 제한할 때 몸에서 나오는 물질이 혈관 노화를 예방한단다. 실제로, 선진국 중 음식을 가장 적게 먹는 일본 사람들의 수명이 가장 길단다. 반대로 음식

소비량이 가장 많은 미국 사람의 수명이 가장 짧단다. 재미있는 사실은, 소식의 효과가 성인이나 노인에게만 한정되고, 어린이나 젊은 사람에게는 별 영향이 없다는 거야.

그럼, 저처럼 젊은 사람은 소식을 하지 않아도 상관이 없다는 이야기네요.

그래. 요즘 젊은이들은 날씬한 몸매를 유지하기 위해 억지로 소식하는 사람이 많은데, 건강을 위해 적당히 먹고 열심히 운동하여 근육질 몸매를 만드는 것이 자신을 위해 좋지 않을까? 사실 소식이라는 것도 상대적이란다. 운동을 많이 하는 사람일수록 칼로리를 소모하는 양이 많기 때문에, 운동하지 않는 사람에 비해 많이 먹어야 한단다. 인생에서 행복한 시간의 80%가 먹을 때라고 하는데, 그렇다면 **운동을 많이 하여 먹는 시간을 늘이는 것이, 운동하지 않는 사람보다 행복한 시간을 많이 가질 수 있단다.**

지금까지 이야기를 요약하면, 음식이 맛있어서 많이 먹으면 건강이 나쁘다는 거네요.

그래. 과식하면 건강이 나빠지는 이유를 다시 한번 정리해 보자.

일단 과식하면 핏속에 혈당이나 중성지방이나 증가하게 된단다. 혈당이 증가하면 비만이나 당뇨병이 걸릴 가능성이 커지고, 중성지방은 혈관을 막아 고혈압, 뇌경색, 심근 경색 등의 각종 혈관 계통의 병을 일으키는 원인이 되지. 모세혈관이 나빠져 피가 온몸에 있는 장기에 충분한 혈당이나 산소를 공급하지 못하면 몸 안에 있는 모든 기관은 점차 퇴화하기 시작한단다.

예를 들어, 소화도 잘 안되고, 오줌도 정상적으로 보지 못하고, 피부도 점차 나빠지고, 머리카락도 가늘어지거나 빠지고, 눈은 점차 노안이 되어가고, 뇌도 점차 늙어간단다. 또, 과식으로 비만이 되면 움직이기가 싫어진단다. 당연히 운동을 멀리하게 되고, 운동하지 않으면 스트레스는 증가하고, 불면증이나 우울증에 걸릴 가능성이 커지고 번식 능력도 떨어진단다. **과식의 결과는 육체적, 정신적으로 피폐해진다고 이야기할 수 있지.**

그래도 건강식품이나 보약 등은 건강에 도움이 되지 않나요?

재미있는 사실은, 내가 40년 넘게 회사에 다니면서 주변에 건강을 위해 건강식품이나 보약 등 먹는 것에 집착하는 사람들을 많이 봐왔는데, 이런 사람들의 공통점은 건강이 나빠 회사 생활을 오래 못한다는 것이란다.

유기농 건강식품이나 보약 때문에 건강이 나빠져 회사 생활을 못 하는 것이 아니라, 원래 건강이 좋지 않아 건강해지기 위해 이런 음식을 먹은 것은 아닐까요?

그래. 나도 네 말에 동의한다. 유기농 건강 음식이나 보약을 먹어 건강이 나빠졌다고는 나도 생각하지 않는다. 하지만 중요한 것은 이런 음식을 먹었다고 건강해져 계속 회사에 다니는 사람을 보지 못했다는 거야. 바꾸어서 이야기하면 '음식만으로는 건강해질 수 없다'는 증거이기도 하단다. 실제로 주변에 운동은 하지 않고, 음식만으로 건강해지려는 사람들이 많은데(나도 그랬던 사람 중의 한 명이지), 이런 사람 중에 건강한 사람은 한 명도 보지 못했단다.

TV의 건강 프로그램을 보면, 건강식품을 먹고 건강해졌다는 사람이 실제로 출연하는 것을 본 적이 여러 번 있는데요.

그래. 나도 건강에 관심이 많아 건강 관련 프로그램이 나오면 반드시 본단다. 그런데 출연한 사람의 생활을 자세히 들여다보면, 이런 건강식품을 먹고 나서 반드시 하는 것이 운동이란다. 다시 말해, 운동하지 않고, 건강식품만 먹고 건강해졌다는 것은 한 번도 보지 못했단다.

심장과 허파가 튼튼해진다는 이야기는 심장과 허파를 둘러싼 근육이 튼튼해지는 것인데, 음식만으로 근육이 튼튼해지는 것은 과학적으로 절대 불가능하단다. 만약 그런 음식이 있으면, 돈이 아무리 비싸도 좋으니, 내게 소개해 주면 고맙겠구나. 백번 양보해서, 건강식품이나 보약이 건강에 효과가 있더라도, 먹은 음식을 제대로 소화를 못 하면 소용이 없는데, 운동하면 위장이 튼튼해지고, 장운동을 촉진하여 소화도 잘되고, 혈액 순환이 잘 되어 약효가 온몸에 골고루 잘 퍼진단다.

내가 과민성대장염 때문에 고생할 때는, 어떤 보약을 먹어도 설사를 해서 효과를 볼 수가 없었단다. 내가 먹은 보약들은 내 몸을 거쳐 변기로 들어갔단다. 우리집 변기가 튼튼한 이유가 보약을 많이 먹어서 그런 것 같아. 결국, 몸에 좋은 건강식품이나 보약을 먹더라도 꼭 운동해야 한다는 것을 명심해야 한다.

마지막으로, 내 경험담을 하나 이야기해 보자. 내가 미국에 처음 갔을 때, 어떤 미국인이 '미국인이 발명한 것 중에 최고의 걸작이 무엇인지 아느냐?'는 질문은 하였는데, 답변은 의외였단다.

"미국인이 발명한 것 중에 최고의 걸작은 맥도날드 햄버거와 코카콜라이다. 그 이유는, 어떤 나라의 음식도 전 세계의 모든 사람의 입맛에 맞지 않지만, 유일하게 이 음식은 유럽에서 아시아, 아프리카까지 전 세계 사람들이 좋아한다."

이 답변은, 이전에 유럽 출장에서 음식으로 많은 고생을 했던 나에게는 너무나 와닿는 말이었지.

또 미국에 처음 갔을 때, 난생처음 그리스 식당에 들어갔는데 음식이 입맛에 맞지 않아서 거의 먹지 못하고 나왔던 기억이 있단다.

불편한 진실은, 건강에 가장 나쁘다는 햄버거와 콜라는 너무 맛있고, 반대로 전 세계 음식 중 가장 건강한 음식으로 손꼽히는 그리스 음식은 맛이 없다는 사실이었지.

주제에서 조금 벗어나는지는 모르겠지만, 왜 인간은 음식이 맛있더라도 과식하지 않도록 진화되지 않았나요?

현대에 들어와 먹는 것이 풍부해지면서 대부분의 사람이 과식하게 되는데, 사실 이렇게 과식하게 되는 기간이 불과 50년도 되지 않았단다. 하지만 인간이 진화하는 데에는 오랜 시간이 걸린단다.

예를 들어, 매년 뱀으로 물려 죽는 사람보다 자동차 사고로 죽는 사람이 몇백 배나 많음에도 불구하고, 인간은 본능적으로 뱀을 무서워하지만, 자동차를 무서워하는 사람은 별로 없다. 왜냐하면 뱀은 수백만 년 동안 인간을 해쳐왔기 때문에, 인간의 유전자 속에 '뱀은 위험하다'는 것이 각인되어 있지만, 자동차는 세상에 나온 지 불과 100년밖에 되지 않아 아직도 인간의 유전자 속에 '자동차는 위험하다'는 생각이 각인되지 않았기 때문이야. 아마도 몇백 년이나 몇천 년 지나면 음식이 맛있더라도 과식하지 않도록 인간이 진화하지 않을까.

마지막으로 질문 하나만 할게요. 인간은 생존하기 위해 먹어야 하고, 먹으면 행복해지도록 진화되었다는데, 건강을 위해 소식하면 결국 내가 느낄 수 있는 행복감이 작아지지 않나요?

그래, 소식하면 그만큼 행복감이 줄어드는 것이 사실이란다. 그런데 소식으로 줄어드는 행복감을 운동으로 보충하면 되겠지. 덧붙여 말하면, 운동을 많이 할수록 음식을 더 많이 먹어도 되기

때문에, 운동을 많이 하는 것이 행복감을 높이는 가장 좋은
방법이란다.

2. 노년의 건강

노년의 정의가 무엇인가요?

사전적인 의미의 노년은 나이가 들어 늙은 때를 말한다. 사람이 늙으면 생리적인 모든 기능이 감쇠되고, 개성이 극히 주관화되어 불만, 불안, 저항 따위의 경향이 현저해진단다. 그래서 노인이 되면 고집이 세지고, 화를 잘 내거나, 잘 웃지 않게 되기도 하단다. 이런 노년의 시작은 갱년기를 넘어서면서 시작된단다.

갱년기는 또 무엇인가요?

갱년기(更年期)라는 말은 '다시(更) 새로운 시대(年)로 가는 기간(期)'이라는 뜻이야. 즉 노년으로 넘어가는 시기를 이르는 말이지. 보통 40세 후반에서 50세 전반 사이에 신체 기능이 저하되는데, 여성의 경우는 이때 생식 기능이 사라지고 월경이 정지되며, 남성은 성기능이 감퇴하는 현상이 나타난다. 이때 남성은 전체적인 남성호르몬이 감소하여 상대적으로 여성호르몬 비율이 높아지고, 여성은 여성호르몬이 감소하여 상대적으로 남성호르몬 비율이 높아지므로 **남자는 여성화, 여자는 남성화되는 경향**이 있단다. 내 경우, 갱년기 이전에는 TV나 영화를 보면서 슬픈 장면이 나와도 좀처럼 눈물 흘린 적이 없었는데, 갱년기 이후에는 나도 모르게 눈물이 나온단다.

일반적인 동물의 경우, 번식하고 나면 생애를 마감한단다. 강에서 태어나는 연어는 바다로 나아가 생활하다가 산란기가 되면, 자신이 태어난 강으로 거슬러 돌아와 알을 낳고 수정한 후에는 암수 모두 죽지. 매미는 유충으로 땅속에서 10년 정도를 보낸 후, 성충이 되면 2주간 나무에서 울면서 교미하고는 일생을 마감하지. 포유동물의 경우는 여러 번 새끼를 낳거나 교미하는데 더 이상 새끼를 낳지 못하면 얼마 뒤 죽는단다. 인간도 동물과 그리 다르지는 않지. 지금은 의학의 발달로 8~90세까지 살지만, 조선 시대에는 평균 수명이 35세 정도였으니까.

참고로, 조선 시대 왕들의 평균 수명은 46.1세이고, 고려 시대 왕들의 평균 수명은 42세였단다. 서유럽에서도 1800년 무렵의 산업화가 막 시작하던 무렵의 평균 수명은 35세 정도였지. **의학이 발달하지 못했던 시대를 기준으로 보면, 번식이 끝나면 얼마 살지 못했다는 점에서 동물과 크게 다르지 않았음을 알 수 있지.**

간단히 말하면, 생식 능력이 사라지고 난 후의 삶이 노년기라고 볼 수 있는 거네요.

　그렇지. 모든 생물이 살아가는 최종 목적이 번식이라는 견지에서 본다면, 번식이 끝난 후에는 자연적으로 소멸하게 되겠지.

그렇다면, 갱년기를 늦출 수는 없는 건가요?

　갱년기가 오면 육체적, 정신적인 변화가 오기 시작한다. 이런 변화를 인식하고 병원에 가면, 갱년기를 늦추기 위해 호르몬 주사를 맞거나, 갱년기를 막기 위한 약을 처방한단다. 하지만, 현재까지 알려진 가장 확실하고 안전하게 노화를 방지할 방법은 '운동'뿐이라는 사실이야. 운동이 갱년기를 늦추거나, 노화를 천천히 오게 한다는 사실에 대해서는 누구도 의심하지 않지. 남자의 경우, 유산소나 근력 운동 등으로 체중을 줄이기만 해도 남성호르몬이 늘어나는 효과를 볼 수 있으니까.

결국, 기-승-전-'운동'이네요. 운동이란 말이 슬슬 지겨워지는데 노년의 삶에 대해 좀 더 자세히 이야기해 주세요.

　그래. 생식 능력이 점차 사라지는 갱년기에서 출발하는 노년기는 크게 두 기간으로 나뉜다.
　노년 전반기는 자기 힘으로 모든 생활을 할 수 있는 데 반해,

노년 후반기는 다른 사람의 도움을 받아야만 생활을 할 수 있어. 노인 인구가 가장 많은 일본에서는 인생에 두 번의 은퇴가 있다고 말하는데, 첫 번째 은퇴는 우리가 흔히 알고 있는, 경제적 활동을 그만두는 은퇴란다. 두 번째 은퇴는 자기 힘으로 생활하지 못하는 것을 말한단다. 즉, 치매나 육체적인 병으로 병원에 입원하거나, 남의 도움을 받아야만 생활이 가능한 시기로 넘어가는 것을 말하지.

요약하면, **첫 번째 은퇴는 경제적인 은퇴이고, 두 번째 은퇴는 육체적인 은퇴란다.** 어떤 사람은 이 두 은퇴가 동시에 일어나기도 한단다.

운동이란 말이 슬슬 지겨워진다고 말했지만, 정말 운동이 필요한 시기가 갱년기부터란다. 운동하면 첫 번째 은퇴를 늦출 수 있을 뿐만 아니라, 두 번째 은퇴 시기도 늦출 수 있단다. 병에 걸려 침대에 누워, 누군가가 내 대소변을 받아 낸다면, 수치심은 증가할 것이고 그와 비례해 삶의 질도 현격히 떨어진단다. 삶의 질을 높일 수 있는 유일한 방법은 운동밖에 없다. 아직도 운동이란 말이 지겹다고 생각하니?

참고로, 우리나라의 경우, 2012년 기대수명은 80.9년, 건강수명은 65.7년, 유병 기간이 15.2년이지만, 2018년 기대수명은 82.7년, 건강수명은 64.4년, 유병 기간 18.3년으로, 기대수명은 1.8년 늘어났으나, 병에 걸린 유병 기간이 3.1년 늘어났단다.

앞서 누구이 말했듯이, 우리나라 사람들의 운동량(움직이는 양)은 갈수록 줄어들고 있단다. 따라서 건강 수명이 줄어드는 것은 당연한 이야기라 할 수 있겠지. 젊었을 때부터 운동을 습관화하면, 갱년기도 늦게 오고, 노화도 천천히 일어난단다. 수명이 늘어나는 것이 중요한 것이 아니라 건강 수명이 늘어나는 것이 중요하다고 생각한다면 운동밖에 답이 없단다. 나를 포함한 대부분의 사람은 문제가 닥쳐야 반응하는데, 이 이야기를 들은 너는 하루라도 빨리 운동을 시작하길 바란다.

수명 이야기가 나왔으니 말인데, 어떤 사람들은 운동하면 수명이 줄어든다고 말하던데요.

그래. 네 말도 맞긴 해. 운동을 과도하게 하면 수명이 줄어든다는 이야기는 맞다. 운동을 너무 심하게 하면 운동 하는 자체가 스트레스가 된단다. 앞에서 말한 설탕과 마찬가지란다. 적당히 먹으면 몸에 너무 좋지만 과도하게 먹어서 문제가 되는 것이지. 세상에 모든 것이 그렇듯, 과유불급이란다. 운동도 적당히 해야 건강하고 수명이 늘어나는 것이지, 너무 과도하면 오히려 건강을 해치고 수명도 줄어든단다.

노화가 진행되면 생식 능력 이외에도 어떤 기능이 떨어지나요?

나이 들면, 혈관이 딱딱해지고 혈전이 쌓여 피가 잘 통과하지 못해 혈압이 올라간단다. 특히 날씨가 추워지면 혈관이 수축되기 때문에 피가 잘 통과하지 못해 혈압은 더욱 올라가지. 따라서 노인이나 고혈압 환자의 경우에는 추운 겨울날에는 가급적 야외 활동을 하지 않는 것이 좋다.

혈관 건강이 나빠지면, 그때부터 노화가 시작된다고 봐야지.
몸 각 부위에 영양과 산소를 공급하는 역할을 혈액이 담당하는데, 혈액이 제대로 공급되지 않으면 각 부위에 있는 세포들이 제대로 역할을 못하거나 죽기 때문에, 노화가 시작되는 것이란다.

노인이 되면, 혀의 세포가 제대로 작동하지 않아 음식도 맛이 없어지고, 위장 기능도 약해져서 소화도 잘되지 않는단다.
가수 조수미가 출연하여 화제가 되었던 영화 《유스(Youth)》를 보면, 고급 요양 호텔에서 지내는 노인들이 다음과 같은 대화를 나눈단다.

"오늘 소변은 봤나?"
"응. 두 번, 4방울 정도?"
"넌?"
"나도 뭐 비슷해."

노인이 되면 오줌은 물론 배변도 힘들단다. 젊었을 때 잠을 잘 잤던 사람도 나이가 들면 점차 잠자는 시간이 줄어들지. 수면 효과에 대해서는 앞에서 이미 이야기했기 때문에 다시 장황하게 말할 필요는 없지. 잠을 적게 자면 스트레스가 증가하고(행복도가 낮아지고) 건강이 나빠진단다. 흔히 '잘 먹고, 잘 싸고, 잘 자면 건강하다'고 이야기하는데, 노인이 되면 이 세 가지가 점차 잘되지 않는단다.

또, 젊었을 때는 손에 자그마한 상처가 나면 하루 이틀이면 아물지만, 노인이 되면 최소 3일 이상이 되어야 아문단다. 큰 상처는 아무는 데 몇 달이 걸리거나 아예 사라지지 않기도 하지. 예전에 책에서, '90세가 넘어가면 수술을 해도 상처가 아물지 않아, 죽을 때까지 수술한 부위를 소독하면서 살아야 한다'는 것을 본 적도 있단다. 늙으면 몸에서 새로운 세포가 잘 생성되지 않기 때문이지.

피부에는 기름샘(피지)이 있는데, 기름을 만들어 피부로 분비하여 피부 건조 방지와 윤활 작용을 한단다. 나이가 들면 기름샘에서 기름이 잘 분비되지 않아 피부가 건조해져 탄력성도 사라진단다. 따라서 목욕할 때 비누를 적게 사용하는 것이 좋다. 또, 목욕할 때 때수건을 사용하는 것도 삼가야 한다. 젊었을 때는 벗겨낸 피부(때)가 빠르게 재생되지만, 나이 들면 빨리 재생되지 않기 때문이다.

눈꺼풀에도 기름샘이 있어서, 눈을 깜빡일 때 눈동자 앞부분에 기름이 칠해져서 눈에 있는 눈물이 잘 마르지 않도록 하는데, 기름이 분비가 잘되지 않아 **안구건조증**도 생긴단다.

또, 노인이 되면 '**할아버지 할머니 냄새**'라고 부르는 향취가

난단다. 원인은, 피지 속 지방산이 산화되어 만들어지는 '노넨알데하이드'라는 물질이 모공에 쌓여 퀴퀴한 냄새를 만들기 때문이란다. 노인이 되면, 사회생활을 하지 않기 때문에 귀찮아서 목욕도 자주 안 하고 옷도 잘 갈아입지 않기 때문에 상황은 더욱 악화된단다. 이런 냄새가 집안의 벽지, 옷장 속의 옷, 침대와 침구류 등에 모두 배어서, 집안에 이런 냄새가 알게 모르게 차게 된단다. 이런 냄새 때문에 손자나 손녀들이 할아버지 할머니 집에 가기를 꺼리는 경우도 많단다.

이런 냄새를 없애려면 최소 1주일에 3번은 목욕하고, 육식을 줄이고 채식을 자주 하며, 물을 많이 마시면 좋단다. 특히 귀 뒤쪽은 피지분비선이 몰려있어서 냄새가 많이 나지만(서양인들이 귀 뒤쪽에 향수를 뿌리는 이유가 여기에 있단다), 대부분의 사람들이 잘 씻지 않는 부위란다. 머리를 감거나 세수할 때 반드시 귀 뒤쪽까지 씻는 습관을 들이는 것이 좋다. 또, 속옷을 자주 갈아입고, 오래된 옷이나 침구류는 교체하거나 버리는 것이 좋다. 노인 분들은 옷이나 가구, 침구류를 새로 구매하지 않고 아까워해서 오랫동안 사용하는데, 오래된 것은 버리고 교체하는 것이 좋다. 특히 물을 흡수하지 않는 비닐이나 플라스틱류도 냄새는 흡수하기 때문에, 오래되면 냄새가 나지. 따라서 이런 것들도 모두 버리는 것이 좋단다.

노인이 되면 정신적, 심리적으로는 어떤 변화가 있나요?

노인이 되면 스트레스를 잘 받고, 잘 웃지 않고, 화를 잘 내는 경향이 있단다. '나이와 웃음은 반비례한다'와 '웃음의 양과 행복은 비례한다'는 말이 있는데, 노인이 되면 행복하지 않은 이유가 여기에 있단다. 앞에서 '생존에 유리한 위치에 있으면 웃음이 나오고 행복해진다'고 이야기했는데, 노인이 되면 건강이 나빠져 생존에 불리한 위치에 처하기 때문에 당연히 웃음도 사라지고 행복도 함께 줄어드는 것이지. 또, 화는 두려움의 방어기제로 작동하는 것이라고 심리학자들은 말하는데, 노인이 되면 건강이 나빠지기 때문에 외부에 대한 두려움도 함께 커지는 것이지. 또한 노인이 되면 신경전달물질이 적게 분비되기 때문에, 반응하는 속도나 생각하는 속도도 느려진단다.

노인이 되면 생각하는 속도가 빨라지는 것이 아니라 오히려 느려진다고요?

그래. 신경전달물질은 신경 세포인 뉴런의 말단에서 분비되어, 인접한 뉴런에 전기 신호를 전달 혹은 차단해 주는 역할을 한단다. 그런데 이런 신경전달물질이 정상적으로 분비되지 않으면 신경이나 뇌에서 신호가 느리게 전달이 되거나 제대로 전달되지 않는단다. 나이 들면 온라인 게임을 잘할 수 없는 이유가 신경전달물질 때문이란다. 온라인 게임의 경우, 눈에서 들어온 신호가 뇌로 전달되고, 뇌에서 상황을 판단한 후 명령을 내리면, 이 명령이 신경을 따라 손가락에 전달되어 손가락이 키보드를 누르게 되는데, 신경전달물질이 정상적으로 분비되지 않으면 이 시간이 점차 길어지기 때문에 이런 게임을 잘 수행할 수 없단다. 요즘 식당이나 카페, 은행, 무인점포 등에 증가하는 비대면 키오스크 사용에 노인들이 잘 적응하지 못하는 것도 같은 이유 때문이지. 또, 뇌에서도 신호가 전달되는 속도가 느려져 자주 쓰던 단어도 금방 떠오르지 않는 경우가 허다하단다.

결론적으로, 생각하는 속노가 느린 노인은 몸동작도 느려지고, 반대로 몸이 느린 노인들은 생각도 느리단다. 실제로 경험 있는 의사들은 노인들이 느리게 걷는 모습만 보고도 치매인지 아닌지를 판별하기도 한단다. '건전한 육체에 건전한 정신이 깃든다'는 말이 이제는 확실히 이해되겠지.

정말 그렇겠네요. 그런데 노인이 되면 걸리는 병 중 가장 무서운 것이 치매인 것 같아요.

그래. 늙어가면서 뇌세포가 조금씩 파괴되거나 죽어가면서 기억력이 점차 나빠지고 더 나아가 이해력이나 논리적인 판단력이 점차 사라지는 것이 치매란다. 또 기억은, 우리가 아는 것과 달리, 가까운 기억부터 시작해 점차 오래된 기억이 사라진단다. 치매가 시작되면 지금 살고 있는 집 주소는 기억 못해도 어릴 때 살았던 집 주소를 모두 기억한단다. 이런 이유로, 대부분의 사람은 자기 부모나 친척 중에 치매에 걸렸음에도 불구하고, "어릴 적 일도 생생하게 기억하는데 무슨 치매냐!"라고 말하는 사람이 많단다.

또, 알고 있던 단어들이 기억에서 사라지면서 말수가 줄어들거나 단어를 잘못 발음하는 경우도 많단다. 치매가 더욱 진행되면, 친척부터 시작해서 가족의 이름도 잊어버리고, 자식이 있다는 사실도 잊어버리며, 마지막에는 자신의 이름조차 잊는다.

치매가 오면 이런 기억의 사라짐은 물론, 성격도 변하게 된단다. 갑자기 난폭해지거나 우울 증상을 보이는 것이 대표적인 치매 증상이란다. 한마디로 말해 치매에 걸리면 자신의 정체성이 사라진다고 볼 수 있단다.

나이가 들면 몸과 함께 뇌도 노화가 되기 때문에, 정도의 차이만 있지만 모두가 치매에 걸린다고 보면 된단다.

그렇다면, 치매를 예방하는 방법은 있나요?

국가건강정보포털에 나와 있는 치매 예방법을 보면 다음과 같단다.

· 신체적인 건강을 유지하도록 노력한다.
· 취미 생활을 하도록 한다. 특히 세밀한 손동작을 사용하는 취미가 좋다.
· 두뇌 활동을 많이 하도록 한다. 텔레비전을 보거나 신문이나 잡지를 매일 읽으면서 두뇌 활동을 지속시키는 것이 좋다.
· 친구들과 지속적인 관계를 유지하고 가능한 한 사회 활동을

많이 하도록 한다.

· 스트레스를 줄이도록 한다.

· 체중을 관리하여 살이 찌지 않고 정상체중을 유지하도록 한다.

위의 내용을 모두 실천할 수 있는 유일한 방법은 운동을 취미로 하는 것이다. 다시 말해서, 운동을 취미로 하면 신체적으로 건강해지고, 취미 생활을 따로 할 필요가 없고, 육체적으로 건강하면 정신적으로 건강해지며, 사회 활동도 저절로 하게 되고(건강하지 않으면 사회 활동 자체가 불가능함), 스트레스가 줄어들고, 체중 유지에 별도로 신경을 쓰지 않아도 된단다.

또, 운동을 해서 노화를 늦출 수 있다면, 당연히 치매도 늦추거나 방지할 수 있단다. 여기에 대해서는 《조선일보》(2020.7.10)에 실린 기사를 하나 인용해 보자.

"알약 하나로 운동 효과를 내 치매를 막을 날이 머지않았다.

미국 샌프란시스코 캘리포니아 대학(University of California, San Francisco)의 사울 빌레다 교수 연구진은 2020년 7월 9일 국제 학술지 『사이언스』에 운동을 한 쥐의 혈액이 거의 움직이지 않는 생쥐의 뇌를 되살리는 효과를 발견했다고 밝혔다. 만약 뇌를 회춘시킨 혈액 성분을 찾아내 약으로 개발하면 노화나 사고, 질병으로 거동이 불편한 사람이 운동을 통해 뇌가 건강해지는 효과를 얻을 수 있다고 연구진은 기대했다. 앞서 여러 과학자가 젊은 쥐의 피를 나이 든 쥐에게 수혈해 털이 다시 자라고 뇌의 인지능력이 향상됐다는 연구 결과를 발표했다. 동시에 운동을 꾸준히 하면 나이가 들어도 치매에 걸릴 위험이 줄어든다는 연구 결과도 많이 나왔다.

연구진은 두 연구를 합쳐 젊지 않아도 운동한 사람의 혈액이라면 실험동물에서처럼 뇌를 회춘시킬 수 있지 않을까 생각했다. 연구진은 나이 든 생쥐들이 가득 들어 있는 우리에 쳇바퀴를 집어넣었다. 그러자 거의 움직이지 않던 쥐들도 밤에 쳇바퀴에서 수 ㎞씩 달렸다. 6주간 쳇바퀴를 돌린 생쥐의 혈액을 뽑아 쳇바퀴 없는 우리에 있던 나이 든 쥐에게 주입했다. 3주간 8번 수혈받은 쥐는 나중에 미로 탈출과 같은 학습과 기억 시험에서 운동한 쥐와 같은 능력을 보였다. 운동을 하지 않은 쥐의 피를 주입하면 그런 효과가 나오지 않았다. 연구진은 운동한 쥐의 피를 주입하면 뇌에서 기억과 학습을 담당하는 해마 영역에서 신경세포가 두 배나 많이 자랐다고 밝혔다. 뇌가 확실하게 운동 효과를 본 것이다.(하략)"

요약하면, 젊은 쥐의 혈액을 늙은 쥐에 주입하면 회춘하는데, 운동한 늙은 쥐의 혈액을 주입해도 같은 효과가 있다는 이야기란다. 특히 노인이 되면 우울증에 걸리기 쉬운데, 우울증에 가장 좋은 특효약이 운동이라는 이야기는 앞에서도 했기 때문에 더는 이야기하지 않겠다.

최근 일본에서 알츠하이머성 치매를 유발하는 **베타-아밀로이드 단백질**을 제거하는 약을 개발하였다고 하나, 약값이 연간 5만 달러가 넘는단다. 또, 이 치료제는 초기 치매나 경도인지장애 환자에만 효과가 있고, 상당히 진행된 중증 환자는 효과 보기가 어렵다고 한다. 결론적으로, 현재 치매를 예방할 수 있는 현실적인 방법은 운동 밖에는 없단다.

재미있는 이야기를 하나 덧붙이면, 월스트리트저널(2019)에서는 '음악 감상이 치매 환자들의 기억력 회복과 인지 기능을 향상시키는 효과를 주고 있다.'는 기사가 실렸단다. 이 이야기는 심리학자들이, '살고 있는 환경을 자신의 젊은 시절의 환경으로 바꾸면, 정신적으로 젊어지는 효과를 볼 수 있다'고 하는 이야기와 일맥상통한단다.

실험에 의하면, 자신이 즐거웠던 시절의 노래를 들으면, 전두엽의 부위가 특별한 반응을 보이는 것을 확인할 수 있었단다. 이 이야기는 TED(비영리 기술, 오락, 디자인 강연회)에서 '요양원에 매달 2천 달러나 드는 치매 치료제 대신, 몇백 달러짜리 iPod(2001년 애플사가 개발하여 출시한 디지털 오디오 플레이어)를 나누어주는 것이 낫다'고 해서 다시 한번 유명해졌단다.

부모에게 효도하려면 영양제나 약 대신에 헬스장 회원권을 선물하는 것이 더 낫네요.

그래. 보통 효도라고 하면, 부모님을 편안하게 해드리는 것이 효도라고 생각하는데, 이건 완전히 잘못된 생각이란다. 물론 이런 생각은, 육체적 노동을 하지 않으려는 유교 문화에서 왔다는 것은 앞에서도 이야기했었지.

지금까지 내가 한 이야기를 종합해서 유추해 보면 알겠지만, **부모님을 편안히 계시게 하고 맛있는 음식을 배불리 먹도록 하는 것이, 부모님이 빨리 돌아가시게 하는 가장 좋은 방법**이란다. 반면, 식사 준비나 설거지, 빨래 같이 평소 하시는 일을 계속하시는 것이, 아무 일도 하지 않고 앉아 있게 하는 것보다 훨씬 건강에 좋단다. 물론 하기 싫은 일을 억지로 시키는 것은 하지 말아야겠지만, 손수 하려는 일을 억지로 막을 필요는 없단다.

부모님이 농사나 장사와 같은 일을 하시면, 그런 일을 그만두게 하는 것보다 규모를 줄여가며 계속하시게 하는 것이 건강에 좋단다. 평소에 하던 일을 그만두면, 활동이 줄어들기 때문에 갑자기 늙어버린단다. 실제로 주변에서 회사를 은퇴하고 집에서 쉬는 사람들이 많은데, 이런 사람들을 보면 늙어가는 것이 눈에 띄게 보인단다. 반면 집에서 쉬더라도 등산이나 여행을 다니거나, 꾸준히 움직이는 사람은 계속 활력을 유지할 수 있단다. TV에서 90살이 넘도록 건강하게 사시는 분들을 보면, 공통으로 하루 종일 움직이거나 운동을 한단다.

부모님이 은퇴하고 나서 잘 움직이지 않으려고 한다면, 같이 산보를 나가거나 쇼핑하러 다니면서 계속해서 움직이게 하는 것이 효도란다. 참고로, '생존과 번식에 유리하면 행복하다'는 견지에서 보면 노인들에게는 자식보다 손자와 함께 있을 때가 더 행복하단다. TV에서 예능 프로를 보면, 돈 많은 연예인이 부모를 위해 함께 여행도 다니고, 맛있는 음식도 사주며 효도하는 프로가 나오는데, 이런 모든 것을 합친 것보다 빨리 결혼해서 손자를 안겨주는 것이 부모를 몇백 배 기쁘게 해준다는 것을 젊은이들은 잘 모른단다.

최근 맞벌이 부부가 늘어나면서, 할아버지나 할머니가 손자를 봐주는 황혼 육아가 늘어나는 추세인데, 손자를 봐주는 것도 행복하겠네요.

그래. 하지만 반드시 그렇지도 않아. '황혼 육아가 행복한가?'에 대해 설문 조사를 보면, 절반은 행복하다고 하고, 절반은 행복하지 않다고 한단다. 그럼, 행복과 불행을 가르는 이유는 무엇일까? 바로 건강이란다. 아이를 돌볼 수 있을 정도로 건강하면 행복하지만, 돌보는 것이 힘에 부칠 정도로 건강하지 못하다면 육아는 고행이란다. 세간에 "손자가 오면 좋고, 가면 더 좋지"라는 말이 있는데, 손자가 오면 정말 기쁘지만, 손자를 보면서 체력이 달려 힘들게 되면 손자가 빨리 가는 것이 더 좋다는 뜻이지. '행복하려면 운동을 해야 한다'는 이야기가 노인들에게는 더 맞는 이야기란다.

인간은 결국 죽게 되는데, 어떻게 죽게 되나요?

젊은이들은 대부분 늙으면 그냥 죽는다고 생각하는데, 그렇지 않고 병이 직접적인 원인이 되어 죽는단다. 불교에서 말하는, 사람이 반드시 겪게 되는 네 가지 고통을 생로병사(生老病死)라고 하는데, 이 말을 해석하면 '태어나 늙으면 병들어 죽는다'고 할 수 있지. 젊었을 때는 병에 걸리면 대부분의 경우 낫지만, 늙어서 병에 걸리면 자연적으로 낫기는 거의 불가능하단다.

우리나라의 사망 원인으로 1위가 암, 2위가 뇌와 심장의 혈관 계통 질환, 3위는 폐렴 등 호흡기 계통의 질환이란다. 나이 들면 세포가 비정상적이 되어 암에 걸리고, 혈관에는 찌꺼기가 쌓여 혈관 계통의 병이 생기고, 면역력이 약해지면서 호흡기로 들어온 세균이나 바이러스에 의해 폐렴에 걸린단다. 결국 이런 병이 원인이 되어 죽음에 이르게 되지. 최근에는 의학의 발달로 이런 병에 걸리더라도 어느 정도 치료가 되지만, 예전에는 거의 100% 죽음에 이르렀단다.

암에 걸리면, 비만한 사람이 정상적인 사람에 비해 더 오래 산다는 이야기를 신문 기사에서 본 적이 있는데 사실인가요?

그래 사실이란다. 암으로 죽는 과정은 대부분 고통스럽고,

살이 점차 빠지지. 그래서 생존 기간은 비만도에 비례한단다. 흡사 뚱뚱한 양초가 가는 양초보다 오랫동안 탈 수 있는 것과 같은 이치지. 하지만, 비만하면 암에 걸릴 확률이 높고, 또 암에 걸려 고통에 시달리며 오래 사는 것이 좋은 것인지는 생각해 볼 일이겠지.

어떤 병이든 일단 병에 걸리면 침대에 누워서 지내는 경우가 대부분이다. 노인의 경우 침대에 누워 지내면 근육을 자극하는 활동이 없어 근육량이 급격히 줄어들어 다시 일어나도 거동이 힘들어진단다. 의사들의 말에 따르면, **노인 환자의 근육은 일주일에 10%씩 이상 감소해, 한 달을 누워 있으면 입원 전에 비해 50%가 줄어든다**고 한다. 특히 나이 들면 균형 감각이 떨어져서 잘 넘어져 뼈가 부러지는 경우가 많은데, 특히 골반이 부러지면 최소 3개월 이상 병상에서 누워 지내야 한단다. 3개월 이상을 병상에서 보내게 되면 음식을 씹어 삼키기도 힘들 정도로 근육이 퇴화하여 사망으로 이어지는 경우가 많다. 물론, 요즘에는 요양원이나 요양병원에 보내져 몸에 호스를 꽂아 음식을 넣어주면 몇 년을 더 살기도 하지만, 이것은 정말 사는 게 사는 것이 아니지 않니?

평소 운동을 습관화한다면, 균형 감각이 증가하여 잘 넘어지지 않고, 골밀도가 증가하여 뼈가 잘 부러지지도 않으며, 혈액 순환이 좋아져 혈관 계통의 병에 잘 걸리지 않으며, 면역력이 증가하여 폐렴에도 잘 걸리지 않는단다. 또 노인에게 많이 생기는 빈혈이나 기립성저혈압 등으로 인한 어지럼증도 넘어지는 원인인데, 운동하면 이런 빈혈이나 저혈압도 사라진단다.

이외에도 운동해야 하는 이유가 여러 가지 있겠지만, 가장 좋은 점 중의 하나는 운동을 하면 돈을 벌 수 있다는 것이란다.

운동하면 돈 벌 수 있다는 이야기는 무슨 이야기인가요?

노인이 되면 생활비 중 가장 큰 비중을 차지하는 것이 병원비와 약값이지. 현재 우리나라의 노인 10명 중 9명이 만성질환에 시달리고 있으며, 이중 절반은 3개 이상의 복합 질환자이고, 하루 4개 이상의 약을 먹는다고 한다.

참고로, S보험사가 발표한 자료에 따르면, 우리나라 국민 1인당 생애 총의료비는 약 1억 4,560만 원인데, 이 중에서 55%를 65세 이후에 지출한다고 한다. 65세 이상부터는 한 달에 40여만 원, 연간 500만 원이 의료비로 지출된다고 한다. 만약 건강하다면 이런 병원비와 약값을 줄일 수 있겠지.

다시 말해, 필요하지 않은 돈을 지출하지 않으니까 돈을 버는 것과 마찬가지라는 뜻이야. 또, 병에 걸리지 않으면 고통스럽지도 않으니까 일거양득이라고 할 수 있지. 병원비와 약값으로 맛있는 음식을 먹거나 여행을 다니면 일거삼득이라고 할 수 있지. 더욱이 몸이 건강하면 경제적 활동을 할 수 있으니 오히려 돈을 벌 수도 있으니까 일거사득(?)이겠지. 하지만 노인이 운동해야 하는 가장 중요한 이유는 자녀의 행복 때문이란다.

운동하면 자녀가 행복해진다고요?

그래, 어느 부모든 자식이 정신적으로나 육체적으로, 혹은 경제적으로 힘든 상황을 맞이하지 않길 바라겠지. 하지만 부모가 아파 거동이 불편하거나 요양병원에 입원하면, 자식은 정식적, 육체적, 경제적으로 힘들게 된단다. 대부분의 사람은 죽음이란 것이 어느 날 조용히 온다고 생각하는데, 이런 경우는 아주 드물지. 일반적인 경우, 최소 몇 달에서 몇 년간 병치레하다가 돌아가시는 경우가 대부분이지. 오죽하면, '자기 발로 화장실을 다닐 수 있다가 돌아가시기만 해도 좋다'는 이야기가 있겠니. 아마 주변을 둘러보면 부모님의 병치레로 고통을 받는 사람들을 자주 볼 수 있을 거야. 이런 사람의 고통은 직접 겪어보지 않은 사람은 알 수 없단다. "병시중 3년에 효자 효부 없다." 혹은 "긴 병에 효자 없다."는 우리나라 속담이 괜히 만들어진 것이 아니란다.

대부분의 사람은 부모님들의 병치레를 하면서도, 자신은 병치레 없이 죽을 거라고 믿는단다. 참고로, 우리나라의 경우 침대에 누워서 제3자의 병시중이 필요한 기간은 약 3~4년 정도란다. 우리나라는 고령화 속도가 세계 1위로, 약 20년 후인 2040년에는 환갑을 넘은 인구가 5명당 2명이나 된단다. 이쯤 되면 고아가 아닌 이상 모든 집안에 반드시 노인이 있다고 봐야 하겠지.

이런 현실에서 노인이 되어 운동하지 않는 사람은 자식이

272

정식적, 육체적, 경제적으로 힘들게 하려는 의도가 있다고 봐도 무방하겠지. 물론 본인은 그럴 의도가 없다고 항변하겠지만, 내 이야기를 듣고도 운동하지 않는다면, 자식을 괴롭히려고 작정했다고 봐도 무방하겠지.

요약하면, 운동하지 않는 노인은 본인뿐만 아니라 자녀도 불행하게 된단다. 아직도 '운동하라'는 이야기가 지겹게 들리니?

자식을 위해서라도 정말 운동해야겠네요. 노인에게는 어떤 운동이 좋나요?

노인이 되면 일반적인 유산소 운동과 근력 운동을 병행하되, 축구나 농구같이 남과 다투거나 격렬한 운동은 부상의 우려가 크므로 하지 않는 것이 좋다.

가벼운 달리기나 빠르게 걷기와 같은 유산소 운동은 매일 30분 이상을 하되, 운동 중에 호흡 곤란, 가슴 통증, 어지럼증 등의 증상이 있으면 즉시 운동을 멈추어야 한단다. 또, 운동 중 이런 증상이 반복적으로 나타나는 경우에는 전문의의 진료를 받아야 한단다.

나이가 들면 힘이 없어지는데, 그 이유는 근육이 줄어들기 때문이란다. 근육은 35세부터 매년 1% 감소하다가, 60세부터 매년 2%씩 빠르게 감소한단다. 그래서 평균 80세의 근육은 60세의 절반 정도가 된단다. 근육이 감소하지 않게 하려면 운동밖에는 답이 없지. 보약이나 영양제는 아무리 먹어도 절대로 근육이 늘지 않는다. 근육은 오로지 운동 만으로만 늘어난단다. 근력 운동은 엉덩이, 다리, 팔 부위에서 아령 또는 탄력 밴드 등을 이용하여 10개 정도의 운동을 10회씩, 2~4세트 반복하는 것이 좋단다.

운동할 때 주의할 점은 없나요?

운동하기 전에, 반드시 스트레칭하여 근육을 이완시켜 주는 것이 중요하단다. 준비 운동 없이 운동하거나 과도하게 운동할 경우 통증이 오는데, 통증은 더 이상 움직이지 말라는 몸의 신호이란다.

통증이 오면 운동을 중지하고 쉬면 된다. 젊어서는 회복이 빠르기 때문에 통증이 오더라도 쉽게 회복이 되지만, 나이가 들면 쉽게 회복되지 않기 때문에 무조건 쉬는 것이 좋다. 그런데 참고 운동하는 사람들도 있는데 그런 행위는 몸을 망치는 것이란다.

아프면 운동을 하지 않아야 한다는 이야기인가요?

아니. 그렇지는 않고, 다른 운동을 하면 된단다. 예를 들어, 팔이나 어깨가 아픈 날에는 허리나 다리 운동을 하면 된단다. 반대로 다리가 아픈 날에는 팔 운동을 하면 되겠지. 실제로 '크로스-트레이닝(Cross-Training)'이라는 운동법이 있는데, 크로스트레이닝은 다양한 운동으로 몸의 여러 부위의 근육을 사용하도록 계속 운동 종목을 바꾸어가며 하는 운동을 말한단다. 운동을 한 종목만 계속하면 흥미가 떨어지고, 또 같은 근육을 사용함으로써 특정 근육에 무리를 주거나, 사용하지 않는 근육이 퇴화할 수 있단다. 따라서 매일 운동 종목을 바꾸어 가면서 하는 것도 좋은 운동 방법이란다.

　실제로 내가 경험했던 이야기를 하나 해보자.
매일 아침 30분씩 달리다가 어느 날부터 운동 강도를 높이기 위해 발뒤꿈치를 들고 달려 보았단다. 뒤꿈치를 들고 달리면, 빨리 숨이 차오고, 그냥 달리는 것보다 더 힘들단다. 이렇게 몇 달을 달리고 난 후 어느 날, 보통 달리기를 해보았단다.
　그런데 아주 재미있는 현상이 나타났단다. 달릴 때는 러닝하이로 인해 고통이 없었는데, 집에 오니까 무릎과 허벅지 앞쪽이 아파 오기 시작했지. 가만히 생각해 보니, 발뒤꿈치를 들고 달리는 것과 보통 달리기는 사용하는 근육이 다르기 때문에, 몇 달 동안 사용하지 않는 근육이 퇴화하였기 때문이라는 것을 깨달았지. 이후, 가급적 여러 가지 방법으로 달리기를 한단다.
　영어 공부에 비유하면, 문법, 회화, 독해, 작문 공부를 번갈아 하는 것이 특정 분야만 집중하는 것보다 영어 실력을 골고루 올릴 수 있는 것과 같은 이치란다.

노인이 되면, 고집이 세지고, 화를 잘 내거나, 잘 웃지 않게 된다고 했는데, 이런 것을 극복할 방법은요?

지금까지 이야기했듯이, 운동으로 노화를 늦추는 것이 가장 현실적인 방법이지만, 운동을 한다고 늙지 않는 것은 아니기 때문에 자신이 변화하는 것을 항상 인지하고 조심해야 한단다. 누구나 아주 작은 변화는 감지하지 못한단다. 즉, 나를 비롯한 내 주변의 사람을 보면, 노화가 되면서 자신의 성격이 조금씩 변화하는 것을 전혀 느끼지 못한단다. 따라서 **나이가 들면, 자신이 변하고 있다는 사실을 인정하고 조심해야** 한단다. 예를 들어, 가족을 포함한 다른 사람을 만날 때 고집을 피우지 않거나 화를 내지 않겠다고 항상 다짐하는 자세를 가지는 것이 중요하단다.

치매도 마찬가지란다. 감기처럼 갑자기 걸리는 것이 아니고, 본인이 알 수 없을 정도로 천천히 치매로 옮아가기 때문에 대부분의 치매환자는 자신이 치매에 걸린 줄을 모른단다. 그뿐만 아니라 주변에서 치매라고 이야기해도 절대 인정하지 않는단다. 따라서 나이 60살이 넘어가면 나 자신이 서서히 치매로 옮아가고 있다고 생각하고, 주변 사람들의 이야기를 귀담아듣고 인정하며, 주변의 의견에 귀 기울여 행동하는 것이 중요하단다.

나이가 들어 노화되는 것은 어쩔 수 없는 건가요?

과학자들이 예전에는 노화가 자연스러운 현상이라고 생각했으나, 지금은 노화를 질병의 하나로 본다. 즉, 노화는 치료할 수 있는 질병이라는 것이지. 그리고 지금까지 알려진 치료법 중에 가장 좋은 방법이 운동이라는 거야. 운동을 하면 혈액 순환이 잘 되기 때문에, 세포에 영양분과 산소, 호르몬이나 면역체 등을 정상적으로 공급하게 된단다. 그래서 우리 몸이 건강해지는 것이지. 즉 운동하면 위에서 열거한 문제들 – 생식 능력, 고혈압, 소화와 배설, 수면 부족, 상처 치유력, 피부나 안구건조증, 신경전달물질의 분비, 뇌세포 파괴, 치매 등 – 이 어느 정도 해결될 수 있단다.

아래 내용은 지금까지 나누었던 이야기를 문답형식으로 다시 정리해 보았습니다.

40대 여성입니다. 운동하면 행복해진다는 이야기는 이해됩니다만, 행복해지는 이유를 구체적으로 설명해 주실 수 있나요?

행복해지는 것에 대한 방법은 수없이 많습니다. '스트레스를 줄여라, 화내지 마라, 현재를 즐겨라, 남을 미워하지 마라 등등' 책을 한 권 쓸 정도로 많은 방법이 있습니다. 그런데 스트레스, 화, 즐김, 미워함 등의 감정은 모두 뇌에서 분비되는 호르몬이나 신경전달물질과 관련이 있습니다. 예를 들어, 뇌에서 스트레스 호르몬이 분비되면 스트레스를 받아 불행하고, 도파민이 분비되면 행복합니다. 따라서 행복하기란 아주 쉽습니다. 뇌에서 스트레스 호르몬을 분비하지 않고 도파민을 분비하면 됩니다.

그런데 문제는, 이런 호르몬을 내가 분비하고 싶다고 마음먹으면 분비되고, 분비하고 싶지 않다고 마음먹으면 분비되지 않는 것이 아닙니다. 다시 말해, 내가 의식적으로 심장을 빠르게 뛰게 할 수 없는 것처럼, 스트레스도 내가 의식적으로 줄이고 싶다고 줄일 수 있는 게 아닙니다. 따라서 '스트레스를 줄여라, 화내지 마라, 현재를 즐겨라, 남을 미워하지 마라' 등과 같은 말은 아무 쓸모 없는 공허한 말장난에 불과합니다. 닥쳐올 시험 때문에 불안한데 '현재를 즐기라' 한다고 즐길 수 있습니까? 예수님처럼 멘탈이 엄청나게 고강하신 분은 왼뺨을 맞으면 즐거운 마음으로 오른쪽 뺨을 내어놓으시겠지만, 우리 같은 일반인은 가만히 있는데 뺨 맞으면 화나는 것은 당연한 일입니다. 그런데도 '화내지 마라'고 말하는데, 과연 가능할까요?

그럼, 행복해지기 위해 스트레스 호르몬을 적게 분비하고, 도파민을 많이 분비하게 하는 방법은 없을까요?

너무 반복해서 말하는 저도 지겹지만, 운동을 하면 됩니다. 마음먹는다고 심장이 빨리 뛰지 않지만, 운동하면 심장을 빨리 뛰게 할 수 있습니다. 똑같은 원리로, 마음먹는다고 스트레스 호르몬이 적게 분비되지 않지만, 운동하면 스트레스 호르몬이 적게 분비되고 도파민을 많이 분비되게 할 수 있습니다. 스트레스 호르몬이 적게 분비되고 도파민을 많이 분비되면 당연히 행복해집니다.

30대 여성입니다. 날씨가 흐린 날에는 몸이 착 가라앉고, 기분도 꿀꿀합니다. 심할 때는 두통도 옵니다. 어떻게 하면 벗어날 수 있나요?

가장 쉬운 몇 가지 방법을 알려 드리겠습니다.

첫째, 초콜릿이나 아이스크림과 같은 단 음식을 먹으면 뇌에서 도파민이 분비되어 기분이 좋아집니다. 먹는 동안 효과가 지속됩니다. 하지만, 자주 이 방법을 사용하면 비만으로 갑니다.

둘째, 뜨거운 물로 샤워 또는 목욕하거나 사우나에 가면 됩니다. 체온이 올라가면 혈류가 증가하면서 세로토닌이 분비되어 기분이 좋아집니다. 체온이 올라가 있는 동안 효과가 지속됩니다. 하지만, 자주 이 방법을 사용하면 피부 건조증이나 피부 트러블을 유발합니다. 짬뽕이나 육개장과 같이 맵고 뜨거운 음식을 먹어도 체온을 올릴 수 있습니다. 이 방법은 비만, 위염, 식도염을 일으킬 가능성을 높입니다.

셋째, 인터넷 게임이나 도박을 합니다. 어떤 일에 집중을 하면 뇌에 도파민이 분비되어 기분이 좋아집니다. 게임이나 도박하는 동안 효과가 지속됩니다. 하지만, 장기간 이 방법을 사용하면 폐인 될 가능성이 높습니다.

넷째, 등에 땀이 날 때까지 운동하거나 30분 간 빠르게 걷습니다. 운동하면 혈류가 증가하면서 세로토닌이 분비되고, 운동하면서 고통스러우면 도파민도 분비됩니다. 운동이 끝나도 몇 시간 동안 지속됩니다. 운동을 해서 머리에 피가 많이 공급되면 두통도 사라집니다. 장기간 이 방법을 사용하면 고혈압이나 당뇨를 비롯해 만병이 사라집니다. 참고로, 운동을 해서 땀을 많이 흘릴수록, 체온이 높을수록, 비례해서 기분이 좋아진다고 전문가들은 이미 오래전부터 말했습니다.

땀을 많이 흘릴수록 기분이 좋아진다고 하셨는데, 저는 땀이 나서 몸이 끈적거리는 것이 정말 싫거든요. 그래도 운동해야 하나요?

예. 저도 운동이 습관화되기 전에는 땀을 정말 싫어했습니다. 땀으로 몸이 끈적거리는 것이 흡사 몸에 벌레가 기어다니는 것 같아서, 더운 여름에는 출근하면 회사 근처 사우나부터 들렀습니다. 그런데 운동이 습관화되고 나서 사우나를 가본 적이 한 번도 없습니다. 운동하기 전에는 여름에 조금만 움직여도 땀이 났는데, 운동이 습관화되면서 땀도 적게 흘립니다. 또 고통에 덜 민감해져서, 땀이 나도 고통스럽지 않습니다. 제 개인적인 생각이지만, 땀 흘리는 것을 고통스럽다고 생각하는 사람일수록 불행한(행복을 잘 느끼지 못하는) 사람입니다.

20대 독신 여자입니다. 우울증으로 입맛도 없고, 불면증으로 매일 늦게 잠이 듭니다. 삶에 대한 의욕도 없습니다. 남자와의 만남은 생각하기도 싫습니다. 어떻게 하면 정상적인 생활을 할 수 있을까요?

입맛도 없고, 불면에 시달린다면, 자신이 낮 동안 얼마나 움직였는지, 혹은 몇 걸음 걸었는지 꼭 살펴보시기 바랍니다. 하루 종일 육체노동을 하는 사람이 입맛이 없다는 이야기를 들은 적이 없습니다. 제가 중고등학교 시절 외할머니댁에 가서 모내기나 추수를 도와주곤 했는데, 이런 날에는 하루 5끼를 먹어도 배가 고팠습니다. 또 온종일 육체노동을 하는 사람이 불면증에 시달린다는 이야기도 들은 적이 없습니다. 육체노동을 할 수 없다면 운동을 하십시오. 매일 운동하면 입맛이 돌아옵니다. 또 운동하면 밤에 잠을 잘 잘 수 있습니다. 잘 자고 잘 먹으면 삶에 대한 의욕도 생깁니다. 국민가수 아이유는 다음과 같은 이야기를 했습니다.

"우울한 기분이 들 때 그 기분에 속지 않으려고 노력해요. 이 기분은 절대로 영원하지 않고 5분 안에 내가 바꿀 수 있어요. 몸을 움직여야 해요. 진짜로!"

운동하지 않으면서 계속 지금처럼 우울하게 살지, 아니면 운동을 해서 정상의 생활을 할지는 자신의 선택입니다. 늙으면 입맛도 없고 잠도 잘 자지 못하는데, 가장 큰 이유가 젊었을 때보다 육체적 활동이 적기 때문입니다. 귀하의 경우 나이는 20대이지만, 육체는 60대 이상이 되었다고 볼 수 있습니다.

참고로, 우울증 환자들은 정상적인 사람보다 체온이 낮다고 합니다. 체온을 올릴 방법은 위에서 이야기한 목욕이나 사우나를 가든지, 맵고 뜨거운 음식을 먹어도 됩니다. 하지만 이런 방법은 일시적일 뿐입니다. 운동을 해서 근육을 키우면 자동으로 체온이 올라갑니다. 근육이 우리 몸에서 가장 많은 에너지를 사용하는데, 사용된 에너지는 모두 열로 변환되어 체온을 올리게 됩니다.

결혼을 몇 달 앞둔 예비 신부입니다. 결혼 후 시댁과의 관계 때문에 벌써 스트레스를 받습니다. 스트레스에서 벗어날 방법이 있나요?

시댁과의 관계 때문에 스트레스를 받는다면 결혼 후 살림살이, 임신, 육아 등이 모두 스트레스로 다가올 겁니다. 특히 명절에 시댁 가서 음식하는 것을 생각만 해도 힘들고 스트레스가 몰려올 겁니다. 스트레스라는 것이 별거 아닙니다. 자기 능력으로 쉽게 할 수 있는 일은 스트레스를 받지 않습니다. 하지만 자기 능력으로 하기 힘든 일이 생기면 스트레스를 받습니다.

예를 들어, 명절에 시댁에서 가서 음식을 하는 대신 사과만 한 상자 보내고 끝낸다면 스트레스를 받을까요? 당연히 스트레스를 받지 않겠지요. 온종일 앉아서 음식 만드는 것은 힘들지만, 사과 한 상자 보내는 것은 힘들지 않기 때문입니다. 물론 사과 한 상자도 보낼 수 없는 경제력을 가졌다면 이것도 스트레스입니다.

운동을 해서 명절에 음식을 만드는 일이 힘들지 않을 정도의 체력을 가지면, 명절 음식 하는 것이 스트레스가 되지 않습니다. 또 시어머니를 보는 것만으로 스트레스를 받는다는 사람들이 있는데, 운동으로 뇌에 도파민이 계속 분비되도록 하면 스트레스를 받지 않습니다. 더 나아가 임신을 하면 몸무게가 11~16kg 정도 늘어나는데, 이렇게 무거운 몸으로 살아가려면 체력은 필수입니다. 1년에 두 번 있는 명절 음식도 하기 힘들다고 하면, 무거운 몸으로 몇 달간 어떻게 살아갈 수 있을까요? 운동하지 않으려면, 지금이라도 결혼을 포기하는 것이 좋다고 생각합니다. 결혼을 해서, 혹 시댁과 관계를 끊고 살더라도, 결국 남편과의 사이에 집안일로 똑같은 스트레스를 받을 겁니다.

더욱이, 운동한 산모의 아이들은 언어 능력과 IQ가 상당히 뛰어났다는 통계도 있습니다. 자신을 위해서가 아니라 태어날 아이를 위해서라도 열심히 운동해야 합니다.

참고로, 최근 몸이 무거워진 임산부들이, 아무 일도 하지 않고 집에서 편히 누워 지내는데, 이건 너무나 위험한 행동입니다. 서울대학교 산부인과 전종관 교수는 "제가 볼 때 (임신부에게) 제일 안 좋은 게 안정이다. 저는 임신부들에게 안정 빼고 다 해도 된다."고 합니다. 〈2022년 전국 출산력 및 가족 보건 복지 실태 조사〉에 따르면, 자연 분만은 39%였고 제왕절개 분만은 61%입니다. 우리나라 임산부의 체력이 얼마나 나쁜지 알 수 있는 숫자입니다. 체력이 좋을수록 출산도 수월하다는 것은 누구나 아는 일입니다. 조남주의 소설 『82년생 김지영』을 보면 '옛날에는 밭매다가 애 낳았어.'라는 이야기가 나오는데, 지금 젊은이들은 안 믿겠지만, 예전에는 실제로 그런 일이 많았습니다.

옛날 사람들은 체력이 좋으니까 이런 일이 가능했습니다만 지금처럼, 어릴 때부터 하루 종일 책상에 앉아 공부만 하다가, 취업해서도 하루 종일 책상에 앉아서 일하는 사람에게는 절대로 불가능한 일입니다.

결혼을 생각하는 30대 남자입니다. 우리나라는 연간 약 20만 쌍이 결혼하고, 10만 쌍이 이혼하는데, 이혼이 왜 이리 많나요?

보통 남녀가 사랑에 빠지면 도파민, 옥시토신, 아드레날린과 같은 사랑의 호르몬이 엄청나게 분비됩니다. 사랑에 빠지면 이런 호르몬의 작용으로 일생에 가장 행복합니다. 하지만, 안타깝게도 이러한 사랑의 호르몬 분비는 짧게는 몇 개월에서 길게는 30개월 정도 이어집니다. 다른 사람의 눈을 의식하지 않는 할리우드 배우들이, 결혼과 이혼을 반복하는 이유가 여기에 있습니다.

더욱이 자식을 낳으면, 사랑의 대상이 배우자로부터 자식에게로 옮아가기 때문에(진화론적으로 보면, 사랑의 대상이 배우자에서 자식으로 옮아가는 유전자가 후손을 남길 확률이 크기 때문입니다.) 연애할 때의 사랑이 식게 됩니다. 이런 상황에서 부부간의 다툼이 일어나면 이혼으로 가게 됩니다. 이런 이혼을 피하려면 그냥 참고 살든가, 아니면 결혼할 때 서로 친한 친구처럼 신뢰할 수 있는 사람을 찾는 것이 좋습니다. 예를 들어, 재산을 보고 결혼을 했다면, 살다가 배후자의 재산이 사라지면 이혼하게 됩니다. 성격이 좋은 사람과 결혼하겠다는 사람이 많은데, 사랑에 빠지면 눈이 멀기 때문에 상대방이 성격이 좋은지 나쁜지 분별하기가 어렵습니다.

만약 운동을 좋아하는 남녀가 만나 결혼 후 계속 운동한다면, 이혼할 위험이 훨씬 감소합니다. 왜냐하면 운동을 하면 엔도르핀과 같은 호르몬으로 행복감을 계속 느낄 수 있고, 행복감을 계속 느끼면 성격도 좋아지기 때문입니다. 불편한 진실을 하나 덧붙이면, 운동을 많이 하는 사람일수록 번식 행위로 에너지를 발산하려는 노력 때문에 바람피울 확률이 높아집니다.

결혼 하지 않은 30대 자식을 둔 60대 아버지입니다. 요즘 젊은이들은 왜 결혼 하지 않는 걸까요?

결혼이라는 것은, '생존과 번식'이라는 모든 생물의 존재 목적에서 '번식'에 해당합니다. 그런데 번식은 생존이 확보되어야 합니다. 따라서 결혼 하지 않는 이유는 안정적인 생존이 확보되지 않아서 그렇습니다.

우리나라는 전 세계에서 가장 경쟁이 심한 나라입니다. 초등학교부터 취업할 때까지 계속 경쟁 속에서 살아갑니다. 대학을 졸업하더라도 의사와 변호사와 같은 전문직과 안정적인 공무원이나 공기업, 대기업 등에 들어가는 인원은 10명에 1명도 되지 못합니다. 삼성그룹과 같은 대기업에 들어가더라도 대다수는 경쟁에 치여 50살 이전에 옷을 벗어야 하는 것이 현실입니다. 'K팝 스타'와 같은 오디션을 하면 응시자가 50만 명 이상으로, 대학 수능시험보다 많습니다. 설사 이런 오디션에서 1등을 해도 이름도 없이 사라지는 사람들이 훨씬 많습니다.

경쟁 속에 있는 사람은 자신의 생존이 안정적으로 확보되지 않았기 때문에 번식하지 않습니다. 더욱이, 다수의 사람은 결혼을 해서 자식을 낳아봐야 이런 경쟁에서 이길 가능성도 별로 없어 보입니다. 한국의 금수저론에서 보듯이, 경쟁에 이기기 위해 자식을 좋은 학원에 보내야 하고, 좋은 대학에 보내야 하고, 결혼하려면 집도 사줘야 하는데, 자신이 금수저 부모가 아니라면 번식하지 않으려고 합니다. 젊은이들은 흙수저 자식을 낳아봐야 평생 경쟁 속에서 금수저들의 노예 생활만 하다가 인생을 마감해야 한다는 것을 30년간 보아왔기 때문입니다. 물론 자신이 낳을 아이가 천재라서, 없는 환경에서도 경쟁에 이길 수 있다고 생각한다면 번식하겠지만, 그럴 가능성이 없다는 것도 잘 알고 있습니다.

혹, 금수저라도 어릴 때부터 학교와 학원을 오가며 행복을 느끼지 못하고 살아온 사람들은 자식을 낳지 않습니다. 자식을 낳아봐야 자식도 자신과 마찬가지로 불행할 것이 뻔하기 때문입니다. 전국에서도 서울이, 서울에서도 강남의 합계출산율이 가장 낮은 이유가 바로 여기에 있습니다.

그런데 이런 문제를 더욱 가중시키는 것이 체력입니다. 지금의 젊은이들은 어릴 때부터 학원과 학교에 내몰리고, 취업하면 사무실에만 앉아있다 보니, 옛날 사람보다 체력이 엄청 나쁩니다.

많은 젊은이가 '이불 밖은 위험해'라고 외치고 있는 이유는 체력이 나쁘기 때문입니다. 운동을 해서 체력이 좋아지면 결혼한다는 이야기는 아니지만, 어느 정도까지는 효과가 있으리라 생각합니다. 운동을 해서 체력이 좋으면 미래에 대해 낙관적으로 되고, 번식 욕구가 강해지기 때문입니다.

개인적인 생각으로, 우리나라의 먼 미래를 위해서는 인구가 지금처럼 줄어야 한다고 생각합니다. 경쟁은 인구밀도에 비례하고, 행복도는 인구밀도에 반비례한다는 조사 결과도 있습니다. 그런데 우리나라는 좁은 땅에 너무 많은 인구가 살고 있어서, 경쟁에 내몰리는 대다수 젊은이는 행복하지 않은 것이 현실입니다.

결혼한 지 5년이 지난 가장입니다. 퇴근 후 집안일을 돕고 싶어도 너무 피곤해서 소파에 기대어 TV만 봅니다. 결혼 초기에는 그렇지 않았는데, 지금은 집안일로 자주 아내와 다툽니다.

저도 똑같은 경험을 해봤습니다. 남편 입장에서는 회사 일로 지쳐서 집에 들어오면 정말 손가락 하나 까딱하기 힘듭니다. 그런데 마트에 가서 두부 한 모를 사 오라고 하면 짜증부터 납니다. 아내 입장에서 보면 남편에게 두부 한 모를 사오라는데도 TV만 보거나, 자신은 열심히 가사 노동을 하는데 남편은 건어물처럼 널브러져 있으면 분통이 터집니다. 결혼 초기에는 사랑 호르몬의 효과로 서로가 배려하고 상대방이 하는 행동은 모두 예뻐

보였는데, 5년이 지났으면 그런 효과가 모두 사라집니다. 이렇게 되면 당연히 다툼이 잦아집니다.

이런 상황을 타개하려면 오늘부터 운동을 해서 체력을 기르시기 바랍니다. 운동하여 체력이 좋아지면 당연히 피곤함도 사라지고, 가사 노동을 돕는 것도 힘들지 않습니다. '피곤하니까 운동을 못하겠다'가 아니라, 피곤하니까 운동을 해야 합니다. 어떤 일을 해도 피곤하지 않는 사람은 굳이 운동할 필요가 없습니다. 체력을 돈에 비유해 보면 이렇습니다. 지갑에 돈이 1천 원밖에 없는 사람은 외식할 수도 없고 군것질도 할 수 없습니다. 하지만 돈이 100만 원 있다면 외식이든 군것질이든 별로 개의치 않고 할 수 있습니다. 마찬가지로, 체력이 바닥인 사람은 소파에서 일어나는 것도 힘듭니다. 그러나 체력 좋은 사람에게 심부름은 아주 하찮은 일에 불과합니다.

다시 말해, 주변 마트에서 두부 한 모를 사 오는 일이, 지금의 저처럼 하루 4~6km를 뛰는 사람에게 아주 쉽지만, 과거의 저처럼 소파에서 일어나기 힘든 사람에게는 정말 어렵습니다. 어려운 일을 하려면 스트레스가 생기고 짜증이 납니다. 스트레스나 짜증이 나는 사람은 불행합니다.

운동이 싫어서 운동을 하지 않으시려면, 그냥 매일 매일 피곤에 절어서 소파에 기대어 TV만 보시면서, 남은 생을 아내와 다투면서 사시는 수밖에 없습니다. 저도 그런 생활을 오랫동안 해봤는데, 인생이 그다지 행복하지는 않더라고요.

30대 남성입니다. 운동하면 기분이 좋아진다고 하는데 정말 그런가요? 저는 운동하고 나면 너무 피곤해서 기분이 좋아지는지 잘 모르겠어요.

걷기뿐만 아니라 모든 운동은, 자기 능력 이상으로 하면 스트레스가 됩니다. 다시 말해, 평소에 거의 걷지 않는 사람이 한 시간 정도를 걸으면 기분이 좋아지기보다는, 오히려 피곤하고 힘들어 스트레스가 더 쌓이게 됩니다. 때에 따라서 며칠 동안 근육이 아프기도 합니다. 운동을 해서 좋은 기분을 느끼려면 평소에 꾸준히 운동을 해서 어느 정도 체력을 만들어야 합니다. 즉 운동하기를 습관화하는 것이 중요합니다. 습관화하기 위해서는 아주 작은 운동부터 시작해야 합니다.

예를 들어, 걷기를 습관화하려면 점심이나 저녁 식사 후, 매일 5분씩만 한 달 동안 걸으세요. 두 달째부터 10분으로 늘리세요. 습관화하려면, 운동이 고통스럽다는 생각이 들지 않을 정도로 늘려가야 합니다. 시간이 없어서 걷기를 못 하겠다면, 제가 추천하는 Y자 운동(양손은 만세 부르듯 Y자로 뻗어주고, 발뒤꿈치를 드는 운동)을 식사 후 10초(5번)만 하세요. 다른 사람 눈이 있어서 사무실에서 하기 힘들다면, 화장실에 가서 문을 잠그고, 변기 쪽을 바라보면서 하세요. 매주 10초씩 늘려 식사 후 1분(30번) 만이라도 하세요.

가장 주의해야 하는 것은, 단기간에 습관화하겠다는 생각입니다. 단기간에는 절대로 습관화되지 않습니다. 그 이유는 국어사전에서 습관이란 단어를 찾아보면 금방 알 수 있습니다.

습관 : 어떤 행위를 오~랫동안 되풀이하는 과정에서 저절로
익혀진 행동 방식.

참고로, 운동하기를 습관화한 후, 운동 후 기분이 좋아지는지
나빠지는지를 체크하는 방법을 알려 드릴게요. 운동하러 가기
전에 자신의 기분을 0~10점 사이의 점수를 매겨 보세요. 5점을
기준으로 기분이 안 좋으면 5점 이하, 기분 좋으면 5점 이상으로
하면 됩니다. 이후 운동하고 와서 샤워를 하면서 다시 자신의
기분을 점수로 매겨보세요. 분명 점수가 올라갈 겁니다.

달리기를 습관화하셨다고 했는데, 어려운 점은 없었나요?

육체적으로는 어려움이 없었는데, 초기에 정신적으로 약간의
어려움이 있었습니다. 컨디션이 좋지 않는 날은 달리러 나가면서
'날씨도 추운데 꼭 이렇게까지 운동해야 하는지?', '왜 이렇게
힘들게 살아야 하나?', '이렇게까지 해서 내가 얼마나 행복해질까?'
등등의 생각이 들었습니다. 요즘 젊은이들이 쓰는 말로 현타가
온 거지요. 그런데 재미있는 사실은 **이런 현타가 와도 달리기를
하고 돌아올 때면 도파민으로 인해 항상 즐거웠다는 사실입니다.**
그리고 운동하고 나면 언제 현타가 왔는지 잊어버린다는
사실입니다.

지금은, 아침이 오면 달리기를 습관적으로 하기 때문에 더
이상 현타가 오지 않습니다. 아침마다 습관적으로 칫솔질을 하는

사람이 '내가 왜 아침마다 귀찮게 이를 꼭 닦아야 하나?'라는 생각을 하지 않는 것과 마찬가지입니다. 습관이란 정말 무섭습니다.

50대 남성입니다. 저는 10년간 날마다 걷기를 하였습니다만, 계단을 오르면 숨이 차고 뱃살이 빠지지 않습니다. 무엇이 문제인가요?

　같은 운동을 매일 계속해서 습관적으로 하면 근육은 더 이상 늘어나지 않고 오히려 줄어듭니다. 우리 몸은 에너지 소비를 최소화하는 방향으로 변화하기 때문입니다. 따라서 운동 효과를 기대하려면 강도를 높이거나 다른 운동을 병행하는 것이 좋습니다. 또 매일 똑같은 운동을 하는 것보다는, 약간 변화를 주는 것이 지루하지도 않고, 운동 효과도 좋습니다. 예를 들어, 똑같이 하루 30분을 걷더라도, 걷는 코스만 달리하면 운동 효과가 10~15% 더 난다는 이야기도 있습니다. 플랭크, 스쿼트, 런지, 팔굽혀 펴기와 같은 아주 기본적인 운동도 수많은 방법이 있습니다. 매일 똑같은 스쿼트나 런지 대신 매일 혹은 매주 조금씩 변형된 동작을 하면 지겹지 않고 재미있게 운동 할 수 있습니다. 자세한 내용은 유튜브를 검색해 보세요.

　숨이 차지 않으려면 심장과 허파의 근육이 발달해야 하는데, 그러려면 하루 1분이라도 숨이 찰 정도의 운동을 해야 합니다. 즉, 빠르게 걷거나 달리기 혹은 수영 등을 하지 않으면 심장과 허파의 근육이 별로 발달하지 않습니다.

뱃살을 빼는 것은, 운동으로 불가능하고, 먹는 것을 줄여야 합니다. 운동으로만 뱃살을 빼고 싶다면, 하루에 최소 5시간 이상은 운동해야 합니다.

저는 현재 고등학생으로 팔굽혀펴기를 10개를 할 수 있는데, 50개를 하고 싶어요. 어떻게 하면 좋은가요?

운동을 습관화할 때와 마찬가지로, 처음부터 큰 목표를 세우지 않는 것이 중요합니다. 목표를 50개로 하지 말고, 15개를 목표로 하면, 쉽게 목표에 도달할 수 있을뿐더러, 목표에 도달하면 성취감도 생기고 자신감과 자존감도 올라갑니다. 15개 목표를 달성하면, 다시 20개를 목표로 합니다. 한 번에 큰 목표에 도달하는 것보다 자주 작은 목표에 도달하면, 훨씬 행복감을 많이 느낍니다. 심리학자의 연구에 따르면, 1년에 한 번 연봉 받는 사람보다 1달에 한 번 월급 받는 사람이 더 행복하고, 1달에 한 번 월급을 받는 것보다 1주일에 한 번 주급 받는 사람이 더 행복하다고 합니다.

20대 여성입니다. 실연으로 고통을 겪고 있습니다. 실연에서 벗어날 방법이 있습니까?

실연이나 가족의 죽음 등 정신적인 고통은 시간이 지나가면 점차 잊히면서 고통이 줄어듭니다. 또, 토마스 만의 소설 『마의 산』을 보면 "공간도 시간과 마찬가지로 망각의 효과가 있다"고

합니다. 따라서 이런 정신적인 고통을 단시간에 벗어나려면, 현재의 환경에서 벗어나 가급적 멀리 여행을 떠나는 것도 좋은 방법입니다. 하지만 학업이나 생업에 매달려야 한다면, 멀리 여행을 하기는 힘듭니다.

최근의 연구에서는, 정신적 고통이 육체적 고통과 마찬가지로 고통을 느끼는 뇌의 부위가 비슷하다는 것을 발견하였습니다. 따라서 타이레놀과 같은 **진통제가 정신적인 고통을 줄이는 데에도 효과가** 있다고 합니다. 즉, 진통제를 먹는 것도 정신적 고통을 줄이는 좋은 방법의 하나입니다.

몸에 상처가 나서 아플 때, 맛있는 것을 먹거나 다른 일에 몰두하면 일시적으로 고통을 잊듯이, **다른 일에 몰두하면 정신적 고통도 일시적으로 사라집니다.** 게임에 몰두하거나 쇼핑에 몰두해도 고통이 사라집니다. 그런데 운동에 몰두한다면, 엔도르핀이 분비되기 때문에 기분도 좋아집니다. 따라서 단기간의 고통에서 벗어나는 가장 현실적인 방법은 진통제와 함께 운동하는 것입니다.

헬조선에서 태어난 20대 남성입니다. 좋은 대학을 나오고 좋은 직장을 다니고 있는데도 제 인생은 왜 이렇게 불행한가요?

노벨문학상을 탄 영국의 문학가 버나드 쇼(Bernard Shaw: 1856~1950)는 '**비참한 사람은 자신이 행복한지 불행한지를 생각할 여유를 가진 사람이다**'고 합니다. 인간이 문명화되기 전에는 하루 종일 움직여야 겨우 먹고 살았습니다. 개그맨 김병만이 출연했던 TV 프로그램 《정글의 법칙》을 보면, 비문명화된 환경에서는 먹고 살기 위해 잠시도 쉴 틈이 없습니다. 하지만 현대사회에 와서는 먹고 살기가 쉬워지면서 아무것도 하지 않아도 되는 시간이 늘었습니다. 또, 자신이 행복한지 불행한지를 생각할 여유 또한 늘어났습니다. 버나드 쇼의 말이 맞다면, 현대인은 비참함도 함께 늘어났습니다. 자신이 불행하다면 버나드 쇼의 말을 되새겨 보시기 바랍니다. 만약 이런 생각할 여유가 있을 때, 운동을 하면 이런 생각을 할 여유를 없애 줄 뿐 아니라, 엔도르핀과 세로토닌과 같은 행복호르몬의 분비로 행복감을 맛보게 해줍니다.

참고로, 동대문 평화시장 입구에 가보면 고 전태일 열사의 동상이 있습니다. 전태일 열사는 봉제 노동자로 일하면서 열악한 노동조건 개선을 위해 노력하다가 1970년 11월 노동자는 기계가 아니라고 외치며 분신자살하였습니다. 1960년대 동대문 평화시장 2층에서는, 봉제 노동자들이 하루 16시간 이상 미싱을 돌렸습니다. 일하는 자리에서 라면을 끓여 먹고, 미싱 위에 쳐놓은 해먹(hammock)이나 선반에서 잠을 잤습니다. 이렇게 일하면서도 한 달에 한두 번밖에 쉬지 못했습니다. 노래패 '노래를 찾는 사람들'이 부르고, 혼성그룹 '거북이'가 리메이크한 노래 《사계》의 가사가 이런 봉제 노동자의 고단한 삶을 그리고 있습니다.

물론 이런 사람들이 강제적으로 노동을 한 것은 아닙니다.

자신의 고향인 농촌에서는 먹을 것이 없어서 자발적으로 서울로 올라온 사람들입니다.

그런데 제가 하고 싶은 말은 노동운동 이야기가 아니고, 이렇게 힘든 1960년대보다 지금이 먹고 살기가 **훨씬 좋아졌지만, 지금의 청년들이 훨씬 불행하다고 느낀다는 것입니다.** 지금의 자살률이 1960년대보다 몇 배나 높고, 출산율은 1/5도 안 되는 것이 가장 확실한 증거입니다. 이런 현상은 버나드 쇼의 말 외에는 설명되지 않습니다.

불편한 진실을 하나 덧붙이겠습니다. 우리나라에서는 좋은 대학을 나오고 좋은 직장을 다니고 있는 사람의 대다수가 자신이 부자 될 수 있다고 생각하지 않습니다. 예전에는 좋은 대학을 나와 좋은 직장 다니면 부자가 될 수 있었지만, 지금은 월급만으로는 평생 일해도 아파트 한 채 사기 힘듭니다. 반면 부모를 잘 만나 건물 하나만 물려받으면 평생 일하지 않아도 먹고 살 수 있습니다.

현재 우리나라는 전체 자산소득이 전체 근로소득을 앞질렀습니다. 다시 말해, 우리나라 전체적으로 보면 직장에서 다니면서 받는 소득보다, 건물이나 주택에서 받는 임대료나 주식 배당, 예금 이자 등의 소득이 더 높다는 것입니다. 예전에는 부자가 되려면 교육을 잘 받으면 되었지만, 이제는 부모를 잘 만나 재산을 물려받지 않으면 부자가 되기 힘든 세상이 되었습니다. 그나마 다행(?)인 것은, 부자가 다 행복하다는 것은 아니라는 것입니다.

가난하지만 건강한 사람이, 부자지만 건강하지 않은 사람보다 행복합니다.

50대 가정주부입니다. 매일 밤 쓸데없는 걱정으로 잠들지 못합니다. 운동하면 정말 이런 걱정이 모두 사라지나요?

답변하기 전에 제가 문제를 하나 내 보겠습니다. 제가 말하는 이 사람이 누구인지 한번 알아맞혀 보세요. 힌트를 드린다면, 이 사람은 대한민국 국민이면 모두가 아는 유명인입니다.

"이분의 아버지는 6년간 식물인간으로 병원에 누워있다가 돌아가셨고, 아래 여동생은 몇 년 전 이혼하였고, 막내 여동생은 26살의 나이로 자살하였으며, 본인은 10년 전 이혼하고 감옥을 두 번이나 갔다 왔습니다. 또, 여러 가지 걱정으로 잠을 못 자서, 프로포폴을 상습적으로 투약하다가 적발되어 유죄판결을 받았습니다."

정답을 아시겠지만, 이 사람은 우리나라 S그룹의 회장입니다. 영화 분야에서 배우와 감독으로 최고의 자리에 올랐던 찰리 채플린은 이런 이야기를 했습니다.

"인생은 멀리서 보면 희극이지만, 가까이서 보면 비극이다."

찰리 채플린의 일생을 살펴보면 위의 재벌 그룹 회장과 별반 차이가 없습니다. 둘 다 멀리서 보면 행복해 보이지만, 가까이서 보면 불행하다는 것이 현실입니다.

겉으로 행복해 보이는 재벌이나 영화배우를 포함한 모든 사람은 돈, 자식, 가족, 대인 관계, 성적, 회사 생활, 사업, 건강 등 수많은 걱정이 있습니다. 걱정이 사라지면 또 다른 걱정이 생깁니다. 더 정확하게 표현하면, 인간은 걱정이 사라지면, 또 다른 걱정을 만들어 생각합니다. **걱정이란 생물학적으로, 생존을 위협하는 가능성에 대해 예측하고 대처하려는 과정에서 생기는 감정입니다.** 즉, 아무 생각 없이 살면 행복하지만, 생존이 불가능합니다. 예를 들어, 돈이나 건강을 걱정하지 않으면 생존할 수 있나요? 따라서 인간의 유전자에는 걱정하는 기능이 깊이 박혀 있습니다. 경험이 많을수록(즉, 나이가 많을수록) 또 뇌가 발달한 고등 동물일수록 걱정을 많이 합니다.

그런데 쓸데없는 걱정을 너무 많이 하는 사람도 있습니다. **이런 쓸데없는 걱정을 줄일 방법은 운동**입니다. 두통약을 먹으면 두통이 줄어들 듯이, 운동하면 걱정이 줄어듭니다. 무엇보다, 운동을 하면 잠을 잘 잘 수 있습니다.

60대 노인입니다. 고혈압, 비만, 당뇨로 조금만 운동해도 힘듭니다. 그래도 운동을 계속해야 할까요?

사실 운동은, **활동량이 많은 젊은 사람보다 활동량이 적은 늙은**

사람들에게 더 필요합니다. 늙은 사람이 운동해야 하는 가장 큰 이유는 고혈압이나 당뇨와 같은 병을 예방할 수 있고, 더 나아가 이런 병을 치료할 수 있습니다. 건강 관련 TV 프로그램을 보면 운동해서 병이 나았다는 수많은 사람이 있습니다. 저도 그런 사람 중 한 명입니다. 제가 가지고 있었던 수많은 병이(위염, 과민성 대장 증후군, 치주염, 만성 비염, 전립선염, 복부 비만, 지방간, 고혈압, 고지혈증, 만성 피곤증, 허리 디스크, 위산 역류 증상, 불면증, 계절성 우울증 등) 운동하면서 나았습니다. 사실 이런 병은 나이가 들면 누구나 겪는 병입니다.

운동하면서 이런 병들에서 해방될지, 그냥 병원과 약국을 오가면서 의사와 약사들을 더 부자로 만들어 주면서 남은 생을 마칠지는 자신의 선택입니다.

참고로, 운동해서 불치의 병도 나았다는 사람들 많습니다. 한의사 김영길의 『누우면 죽고 걸으면 산다』라는 책을 보면 그런 사례들이 나오는데, 진위를 떠나 상당히 공감하는 점이 많습니다. 개인적으로 저는 이 책을 저희 어머니에게 선물하였습니다. 움직이는 것을 정말 싫어하셨던 저희 어머니는(제가 이 유전자를 물려받아서 움직이는 것을 싫어했습니다.) 부정맥으로 환갑을 넘기시지 못할 거라는 의사의 판정을 받았지만, 이 책을 읽으신 후, 계속 걸으셔서 85세까지 사셨습니다.

60대 남성입니다. 옛 성현들은 '인생은 고통의 연속이다'고 이야기합니다.

그럼에도 운동을 하면 이런 고통에서 벗어날 수 있다는 이야기인가요?

이 질문에 대해 답변하기 전에 『불경』의 하나인 「불설비유경」에 나오는 '안수정등(岸樹井藤)'이라는 비유담을 인용해 보겠습니다.

"나그네가 들판을 걷고 있는데 갑자기 성난 코끼리가 달려왔다. 코끼리를 피해 달리다 보니 작은 우물이 나왔다. 마침 칡넝쿨이 있어서 타고 내려갔다. 겨우 한숨 돌리고 보니 우물 바닥에는 독사가 혀를 날름거리고 있다. 위를 보니 여전히 성난 코끼리가 노려보고 있다. 무슨 소리가 들려 주위를 살펴보니 흰 쥐와 검은 쥐가 번갈아 가며 칡넝쿨을 갉아먹고 있다. 그때 넝쿨 위의 벌집에서 꿀이 한 방울씩 나그네 입속으로 떨어졌다. 달콤한 맛에 취해 위급한 상황도 잊은 채, 나그네는 "꿀이 왜 더 많이 떨어지지 않지" 하고 입맛을 다시고 있다."

여기에 나오는 나그네는 중생입니다. 번갈아 가며 칡넝쿨을 갉아먹는 흰 쥐는 낮, 검은 쥐는 밤이고, 점점 가늘어지는 칡넝쿨은 남은 인생입니다. 꿀의 달콤함은 우리의 욕망을 채울 때 오는 행복감인데, 불교에서는 이 이야기를 언제 칡넝쿨이 끊어져 목숨을 잃을지 모르는 상황에서도 눈앞의 욕망에 탐닉하는, 부질없는 인간의 삶을 비유한 것입니다.

하지만 저는 이 이야기를 다르게 해석하고 싶습니다. 나그네 주변의 환경(코끼리, 독사, 흰 쥐, 검은 쥐, 가늘어져 가는 칡넝쿨 등)은 나그네에게 스트레스와 고통을 주는 요인입니다. 따라서 인생은 고통의 연속입니다. 이런 고통 속에서 입에 떨어지는 달콤한 꿀이라도 먹을 때의 행복감도 없으면, 인생은 얼마나 괴로울까요? 그럼 꿀이라도 먹으면서 행복감을 느끼려면 어떻게 해야 할까요? 답은 바로 운동입니다. 부질없는 인생을 적당히 시간만 보내면서 죽을 날을 기다리는 사람이 아니라면, 운동이라도 해서 행복감을 맛보는 것이 더 나은 인생이 아닐까요?

'운동을 할 것인지, 말 것인지'는 '행복하게 살 것인지, 말 것인지'의 다른 표현일 뿐입니다. 그리고 무엇을 선택할지는 결국 본인에게 달려있습니다.

도서출판 이비컴의 실용서 브랜드 **이비락**㈜ 은 더불어 사는 삶에 긍정의 변화를 줄
유익한 책을 만들기 위해 끊임없이 노력합니다.

원고 및 기획안 문의 : bookbee@naver.com